CLINICAL
SKILLS

基于案例的
临床技能实训教程

主　编◎邵　莉

副主编◎郑　青　须捷平

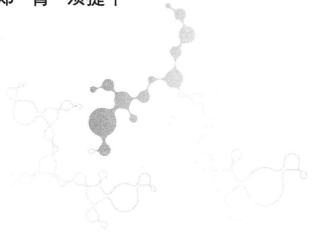

上海交通大学出版社
SHANGHAI JIAO TONG UNIVERSITY PRESS

内容提要

本书通过临床案例引出相关的临床技能操作，通过详实的操作步骤指导，图文并茂，使医学生或住院医师能够充分掌握相关操作技能。书中的临床经验和注意点能减少临床操作失误，提高医学生毕业操作考核通过率和住院医师规范化培训操作考核通过率。该书可作为医学生临床学习期前的衔接培训课程和临床带教老师进行操作培训的重要参考书籍，也是医学生执业医师分阶段考核和住院医生执业医师考核实践技能操作的重要复习参考书籍。

图书在版编目(CIP)数据

基于案例的临床技能实训教程/邵莉主编. —上海：
上海交通大学出版社，2022.7
ISBN 978 - 7 - 313 - 18003 - 2

Ⅰ.①基… Ⅱ.①邵… Ⅲ.①临床医学-案例-教材
Ⅳ.①R4

中国版本图书馆 CIP 数据核字(2017)第 197758 号

基于案例的临床技能实训教程
JIYU ANLI DE LINCHUANG JINENG SHIXUN JIAOCHENG

主　　编：邵　莉
出版发行：上海交通大学出版社　　　　　　　地　　址：上海市番禺路 951 号
邮政编码：200030　　　　　　　　　　　　　电　　话：021 - 64071208
印　　制：上海天地海设计印刷有限公司　　　经　　销：全国新华书店
开　　本：787mm×1092mm　1/16　　　　　印　　张：15.25
字　　数：337 千字
版　　次：2022 年 7 月第 1 版　　　　　　　印　　次：2022 年 7 月第 1 次印刷
书　　号：ISBN 978 - 7 - 313 - 18003 - 2
定　　价：68.00 元

编 委 会

主 编　邵　莉

副主编　郑　青　须捷平

编　者　（按姓氏笔画排序）
　　　　王洁琼　李亚琴　胡慧明　郦　忆　顾卓伟

2017 年 7 月 10 日，中共中央政治局常委、国务院总理李克强做出重要批示：人才是卫生与健康事业的第一资源，医教协同推进医学教育改革发展，对于加强医学人才队伍建设、更好保障人民群众健康具有重要意义。为适应 21 世纪高级临床医学人才的培养、适应我国高等医学教育改革的需要，配合我国住院医师规范化培训，规范临床诊疗技能操作，上海交通大学医学院附属仁济医院通过 15 年的医学模拟教学设备应用经验，我院组织多学科经验丰富的专家汇编了《基于案例的临床技能实训教程》。该书提取诊断、内、外、妇、儿、护理六大学科精华，基于临床案例，以技能培训为目标，其内容以实际操作为重点，在医学生从见习到实习的过程中起到桥梁作用，并适用于医学生毕业考和国家执业医师实践技能考核辅导用。

本书内容包括 7 个部分：①"诊断学"讲解了肺部、肝脾触诊和神经系统检查的基本操作要点及其注意事项；②"内科学"讲解了动脉血气、胸腔、腹腔、骨髓、腰椎、心包穿刺术的适应证、禁忌证、穿刺部位和方法；隔离衣、股静脉置管、心电图操作；③"外科学"讲解了常用的甲状腺、乳房、直肠检查方法，基本技术操作如：无菌术、切开止血缝合、换药、清创、导尿、胃管、三腔二囊管；④"妇产科学"讲解了妇产科常规检查，分娩过程及注意事项，置、取宫内节育器操作等；⑤"儿科学"讲解儿科常规体格检查，头皮静脉穿刺、腰穿、骨穿、气管插管、胃管操作等；⑥"护理学"讲解了吸氧、吸痰、静脉穿刺的方法，静脉输液的基本操作及其输液后的反应和处理；⑦"麻醉学"讲解了心肺复苏、胸外电极除颤、气管插管术和中心静脉压的适应证、禁忌证、操作和注意事项。

党的十八大以来，医学教育改革取得重大进展，住院医师规范化培训制度启动建立，院校教育、毕业后教育、继续教育三阶段连续统一的医学教育模式逐步健全，人才培养体系基本建立，为保障人民健康需要培养了大批具有扎实临床技能的医学人才。本书特点如书名所示，特别注重临床病案应对之实践操作，以提高医学生、住院医生临床技能，为临床各科学习做好准备。本教材编者都是长期从事全日制医学生教育和住院医师规范化培训的资深带教老师，根据多年的经验积累，结合最新的教材不断修正汇编而成，对见习、实习医学生，住院医师规范化培训均有很大的帮助。每个操作都附有具体的评分表，亦可供教育管理部门考核参考之用。

邵 莉

2021 年 8 月 1 日

目录

第一部分 内 科

第二部分 外 科

第三部分 妇产科

第四部分 儿 科

第五部分 护 理

第六部分 急 救

第一部分

内　科

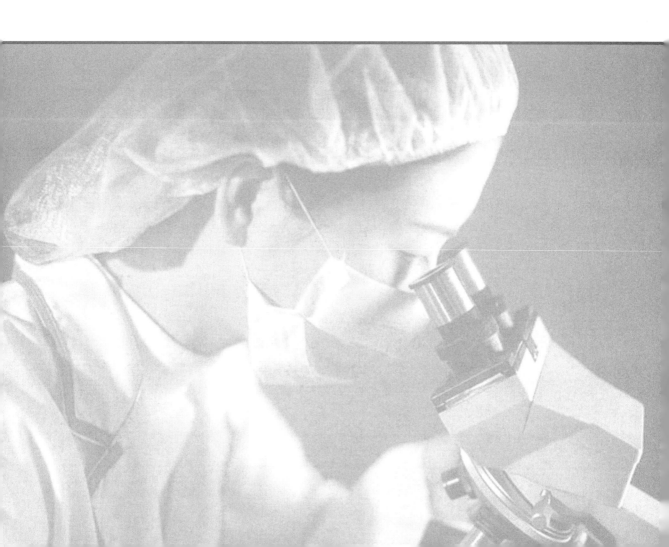

一、肺 部 检 查

【场景】

内科门诊,一位 17 岁的男生在同学的陪伴下就诊,主诉"突发胸痛,气短、咳嗽 2 小时"。

问题一:作为诊治医生,你除了详细询问病史外,还应该做什么?

答:详细的体格检查和心电图、胸片的检查。(要点)

(1)生命体征(脉搏、血压、呼吸频率、无创 SpO_2)。

(2)心脏的体格检查。

(3)肺部的体格检查。

(4)心电图(EKG)和胸片的检查。

问题二:患者胸片检查如下(见图 1-1):你如何诊断和处理?

(1)胸片诊断:左侧自发性气胸。

(2)应立即予胸腔闭式引流。

问题三:该患者的肺部体征应该怎样?(要点)

(1)望诊:左侧胸廓饱满,肋间隙增宽,呼吸运动减弱。

(2)触诊:气管、心脏移向右侧,左侧语颤减弱。

(3)叩诊:左侧鼓音。

(4)听诊:左侧呼吸音消失,语音震颤减弱。

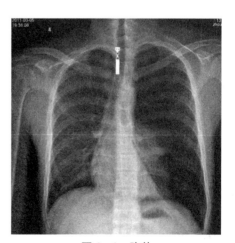

图 1-1 胸片

问题四:在门急诊,怀疑呼吸系统疾病时,为什么肺部听诊尤为重要?

1. 肺部听诊适应证

适用于一切门急诊患者、住院患者。门急诊患者:特别适用于呼吸系统疾病患者、疑难病患者、危重患者。住院患者：属于常规检查。

2. 肺部听诊操作前准备

（1）医生准备：集中精力。

（2）患者准备：患者取坐位或仰卧位，卧位时听诊背部可让患者取侧卧位，充分暴露听诊部位。

（3）物品准备：听诊器，室内保持安静、温暖。

3. 肺部听诊操作要点

1）体位及顺序

患者取坐位、半卧位或卧位，做均匀而平静的呼吸。听诊一般由肺尖开始，自上而下，由前胸到侧胸，最后检查背部，两侧进行比较。

2）正常呼吸音

（1）支气管呼吸音：正常人在喉部、胸骨上窝、背部第 6、7 颈椎和第 1、2 胸椎处可闻及支气管呼吸音。

（2）肺泡呼吸音：正常人胸部除支气管呼吸音和支气管肺泡呼吸音部位外，其余部位均可闻及肺泡呼吸音。

（3）支气管肺泡呼吸音：正常人在胸骨两侧第 1、2 肋间，肩胛区的第 3、4 胸椎水平及肺尖前后部闻及支气管肺泡呼吸音。

3）异常呼吸音

（1）异常肺泡呼吸音：①肺泡呼吸音减弱或消失；②肺泡呼吸音增强；③呼气音延长；④断续性呼吸音；⑤粗糙性呼吸音。

（2）异常支气管呼吸音。

（3）异常支气管肺泡呼吸音。

4）啰音

啰音是呼吸音以外的附加音。

（1）湿啰音。

（2）干啰音。

5）语音共振

6）胸膜摩擦音

⚡【注意事项】

（1）肺部听诊不应危及患者。如急性心力衰竭时患者应取强迫坐位，这时不应让患者平卧，以免加重心力衰竭症状。

（2）病情危重时，应以最快速度做最必要的检查。

（3）听诊环境要安静、避免干扰，要在温暖、避风的环境中进行听诊。

（4）切忌隔着衣服听诊，用听诊器体件直接接触皮肤以获取确切的听诊结果。

（5）要正确使用听诊器。

（6）听诊时注意力集中，要摒除心音的干扰，必要时嘱患者配合听诊进行呼吸。

【临床经验】

（1）听诊是临床医师的基本功，又是体格检查中的难点和重点，必须勤学苦练、仔细体会、反复实践、善于比较，才能达到切实掌握和熟练运用的目的。

（2）肺部听诊要求从肺尖开始，从上到下，两侧对称听，每个部位要求至少听一个呼吸周期。听诊前胸部沿锁骨中线听，侧胸部前面听腋前线和腋中线，背部听诊沿肩胛下线和腋后线听。

（3）要熟知正常呼吸音的不同听诊部位、特点，出现异常呼吸音要考虑肺部异常；要能区分干湿啰音。

（4）语音共振必须两侧对称、上下比较着听。

【评分表】

表1-1为肺部听诊考核评分标准。

表1-1 肺部听诊考核评分标准

项目	分值	具 体 内 容	标准分	扣分
操作前准备	15	（1）核对患者的姓名、床号；环境安静、温暖	5	
		（2）做好解释，取得患者同意和配合，帮助患者取合适体位	5	
		（3）注意听诊器温度，帮助患者充分暴露胸部，隔衣服听不得分	5	
操作过程	75	（1）听诊的部位正确：一般由肺尖开始，自上而下逐一分别检查前胸肋间部（沿锁骨中线、腋前线）、侧胸部（沿腋中线、腋后线）和背部（沿肩胛线），而且要对比上下、左右对称部位，顺序正确	40	
		（2）能描述肺部听诊4种主要音的名称：正常呼吸音、有无异常呼吸音以及啰音、胸膜摩擦音（注意胸膜摩擦音听诊的部位：前下侧胸壁）	25	
		（3）语音共振检查：嘱被检查者用一般声音强度重复发"yi"长音（用听诊器于胸壁对称听诊）	10	
总体评价	10	（1）操作熟练稳重，操作顺序有条理、不慌乱 （2）时间把握得当，时间控制在8 min内 （3）操作时态度认真严谨，沟通时有礼貌 （4）注意保护患者隐私，检查后为患者将衣扣扣好	10	
总分	100	总体评价：优秀 合格 差 （请打√）	得分	

二、肝 脾 触 诊

【场景】

消化科病房,一男性患者,55 岁,因"皮肤、巩膜黄染伴乏力 1 月"入院。入院体检患者面色黝黑,颈部及胸部见蜘蛛痣,手部见肝掌征。患者 20 岁献血时得知自己为乙肝病毒携带者,有乙肝肝硬化家族史。

问题一:作为诊治医生,入院应做何种腹部体格检查有助于诊断? 请说出腹部的分区。

答:(1) 肝脾触诊。

(2) 四区分法:右上腹区、右下腹区、左上腹区、左下腹区。

(3) 九区分法:右季肋部、右腰部、右髂部、左季肋部、左腰部、左髂部、上腹部、中腹部、下腹部。

问题二:脾脏触诊的三线如何描述?

答:第Ⅰ线指左锁骨中线与左肋缘交点至脾下缘的距离,第Ⅱ线指左锁骨中线与左肋缘交点至脾最远点的距离,第Ⅲ线指脾右缘与前正中线的距离;超过前正中线,以"＋"表示,未超过前正中线,以"－"表示。

问题三:操作前如何准备? (要点)

(1) 医生准备:集中精力,双手应保持温暖,剪短指甲。

(2) 患者准备:患者取仰卧位,全身放松,两手自然置于躯干两侧,两膝屈曲,腹肌尽量松弛。做平静腹式呼吸或较深的腹式呼吸。

(3) 物品准备:室内应保持安静、温暖。

【操作要点】

1. 认识体表标志

体表标志:肋弓下缘、剑突、腹上角、脐、髂前上棘、腹直肌外缘、腹中线、腹股沟韧带、耻骨联合、肋脊角。

2. 腹部分区

四区分法：右上腹区、右下腹区、左上腹区、左下腹区。

九区分法：右季肋部、右腰部、右髂部、左季肋部、左腰部、左髂部、上腹部、中腹部、下腹部。

3. 触诊内容

1）肝脏触诊

肝脏触诊主要了解肝脏下缘的位置和肝脏的质地、边缘、表面及搏动。

（1）手法：

① 单手触诊法　检查者右手四指并拢，掌指关节伸直，与肋缘大致平行，放在右侧腹部肝下缘的下方。随患者呼气时，手指压向腹壁深部，吸气时，手指向上迎触下移的肝缘。如此反复进行，手指逐渐向肋缘移动，直到触到肝缘或肋缘为止。需在右锁骨中线上和前正中线上，分别触诊肝缘，并在平静呼吸时测量其与肋缘或剑突根部距离，以厘米表示。

② 双手触诊法　右手位置同单手，左手托住被检查者右腰部，拇指张开置于肋部，触诊时左手往上推，使肝下缘紧贴前腹壁下移（见图 2-1）。

③ 钩指触诊法　适用于儿童和腹壁薄软者。检查者位于被检查者右肩旁，面向其足部，右手掌搭在其右前胸下部，右手第 2～5 指弯成钩状，嘱被检查者做深呼吸动作，检查者随吸气更进一步屈曲指关节，使指腹更易触到下移的肝下缘。

注意：触诊最敏感部位为示指桡侧；腹直肌发达者，右手应置于腹直肌外缘稍外侧；需密

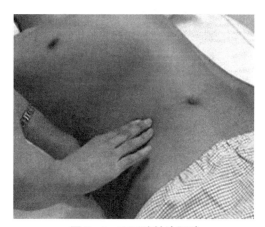

图 2-1　双手法触诊肝脏

切配合呼吸，吸气时手指上抬速度一定要落后于腹壁的抬起，呼气时手指应在腹壁下陷前提前下压。初学者宜从髂前上棘平面开始，以免遗漏明显肿大的肝脏；有腹水者，可用浮沉触诊法，即用并拢的三手指垂直在肝缘附近连续行冲击式触诊数次，排开腹水后常可触及肝脏；易误认为肝下缘的其他腹腔内容有横结肠（横行条索）、腹直肌腱划（左右对称，不随呼吸上下移动）和右肾下极（较深、边缘圆钝）。

（2）内容：

① 肝脏大小　正常成人肝脏，一般在肋缘下触不到；腹壁松、瘦长者，在深吸气时可在肋缘下触到肝脏下缘，在 1 cm 以内；在剑突下可触到肝脏下缘，在 3 cm 以内。肝下移：肝上下径正常，见于内脏下垂、肺气肿、右侧胸腔大量积液。肝肿大：弥漫性、局限性；弥漫性见于肝炎、肝淤血、早期肝硬化、脂肪肝等，局限性见于肝脓肿、肝肿瘤、肝囊肿。

② 肝脏质地　质软如触口唇,质韧如触鼻尖,质硬如触前额。

③ 肝脏边缘和表面状态　正常肝脏边缘整齐,厚薄一致,表面光滑;肝边缘钝圆见于脂肪肝;边缘不规则、表面不光滑、不均匀结节状见于肝癌、多囊肝、肝包虫病;表面呈大块状隆起者见于巨块型肝癌或肝脓肿;明显分叶者见于肝梅毒。

④ 压痛　轻压痛见于肝炎、肝淤血;局限性剧烈压痛见于浅表的肝脓肿;叩击痛见于深部肝脓肿。

⑤ 搏动　单向性、传导性搏动,是传导腹主动脉的搏动;扩张性搏动见于三尖瓣关闭不全。

⑥ 肝区摩擦感　见于肝周围炎。

⑦ 肝-颈静脉回流征　患者高枕卧床,张口呼吸。检查者右手掌面轻贴于肝区,逐渐加压,持续 10 s。正常人施压之初颈静脉轻度扩张,迅即下降。右心衰竭者颈静脉明显怒张。

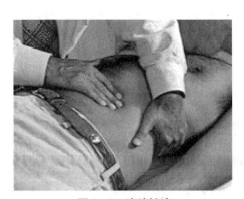

图 2-2　脾脏触诊

2) 脾脏触诊

(1) 手法:患者取仰卧或右侧卧位,有单手触诊法、双手触诊法(见图 2-2)、钩指触诊法。

(2) 内容:

① 脾下移　见于内脏下垂、左侧胸腔大量积液患者。

② 脾肿大　第Ⅰ线指左锁骨中线与左肋缘交点至脾下缘垂直距离,第Ⅱ线指左锁骨中线与左肋缘交点至脾最远点距离,第Ⅲ线指脾右缘与前正中线距离(见图 2-3);超过正中线,以"＋"表示,未超过正中线,以"－"表示;轻度肿大指脾缘不超过肋下 2 cm;中度肿大指脾缘超过肋下 2 cm,但在脐水平线以上;高度肿大指超过脐水平线或前正中线。

③ 鉴别　增大的左肾、肿大的肝左叶、结肠脾曲、胰尾部囊肿;内容包括大小、质地、边缘、表面情况、压痛、摩擦感;轻度肿大见于急慢性肝炎、伤寒、粟粒型结核、急性疟疾、感染性心内膜炎、败血症;中度肿大见于肝硬化、疟疾后遗症、慢性淋巴细胞性白血病、慢性溶血性黄疸、淋巴瘤、系统性红斑狼疮;高度肿大(表面光滑)见于慢性粒细胞性白血病、骨髓纤维化、黑热病、慢性疟疾;高度肿大(表面不光滑)见于淋巴瘤、恶性组织细胞病;囊性感见于脾囊肿;脾压痛见于脾脓肿、脾梗死;摩擦感见于脾周胃炎、脾梗死。

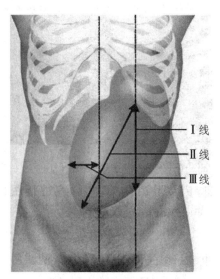

图 2-3　脾脏肿大测量法

Ⅰ线
Ⅱ线
Ⅲ线

【可能发生的并发症】

一般无并发症,肝脏或脾脏有器质性病变者,可能导致脏器或病灶破裂。

【注意事项】

(1)肝脾触诊不应危及患者。如急性心力衰竭时患者应取强迫坐位,这时不应让患者平卧,以免加重心力衰竭症状。

(2)病情危重时,应以最快速度做最必要的检查。

【临床经验】

(1)被检查者仰卧,两腿屈曲,腹肌尽量松弛。

(2)肝脾触诊患者需配合腹式呼吸,于吸气时检查者手指上抬速度一定要落后于患者腹壁的抬起,而呼气时手指应在腹壁下陷前提前下压,这样就可能有两次机会触及肝脾缘。

(3)肝脏触诊检查者右手四指并拢,掌指关节伸直,与肋缘大致平行进行触诊。触诊最敏感部位为示指桡侧。初学者宜从髂前上棘平面开始,逐步向上,以免遗漏明显肿大的肝脏。需在右锁骨中线和前正中线上分别触诊肝缘。检查腹肌发达者时,右手宜置于腹直肌外缘稍外处向上触诊,否则肝缘易被掩盖或将腹直肌腱误认为肝缘。

(4)脾脏触诊临床上常用为双手触诊法,左手绕过腹前方,手掌试将其脾从后向前托起,右手掌平放于左上腹部,与肋弓大致成垂直方向自脐平面开始进行触诊,以手指弯曲的力量下压腹壁直至触及脾缘。当平卧位触诊不到脾脏时,嘱被检查者取右侧卧位,右下肢伸直,左下肢屈曲,再次触诊。

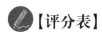**【评分表】**

表 2-1 为肝脾触诊考核评分标准。

表 2-1　肝脾触诊考核评分标准

项目	分值	内　　容	标准分	扣分
操作前准备	20	核对患者的姓名、床号;解释,取得患者同意配合	4	
		被检查者仰卧位,双膝关节屈曲	4	
		提示患者做较深的腹式呼吸	4	
		正确暴露腹部,上起剑突下至耻骨联合	4	
		同时注意患者的保暖,遮盖其他部位	4	

（续表）

项目	分值	内　　容	标准分	扣分
操作过程	64	将自己双手搓擦暖和	4	
		检查者站在患者右侧	4	
		检查者将右手四指并拢，掌指关节伸直，与肋缘大致平行，放在右侧腹部估计肝下缘的下方或叩诊肝浊音界的下方	8	
		随患者呼气时，手指压向腹壁深部，吸气时，手指向上迎触下移的肝缘。如此反复进行，手指逐渐向肋缘移动，直到触到肝缘或肋缘为止	8	
		需在右锁骨中线及前正中线上，分别触诊肝缘并在平静呼吸时分别测量其与肋缘或剑突根部的距离，以厘米表示	8	
		检查者左手绕过腹前方，手掌置于左胸下部第 9～11 肋处，试将其脾从后向前托起	8	
		右手掌平放于脐部，与左肋弓大致成垂直方向	8	
		配合患者呼吸（呼气时，手指压向腹深部，吸气时，手指缓慢抬起上迎），以手指弯曲的力量下压腹壁，直至触及脾缘	8	
		当平卧位触诊不到脾脏时，嘱被检查者取右侧卧位，右下肢伸直，左下肢屈曲。检查者左手掌置于被检查者左胸下部第 9～11 肋处，试将其脾脏从背腰部向腹部紧推，右手食指、中指、无名指、小指伸直与肋缘大致呈垂直方向，配合患者的呼吸以手指的力量压腹壁，直至能触到脾缘或左肋缘	8	
总体评价	16	操作稳重、熟练，顺序有条理、不慌乱	4	
		爱伤观念、文明用语、仪表、态度	4	
		操作用力得当不粗暴，操作中时刻注意患者的生命体征	4	
		注意保护患者隐私，检查后为患者将衣扣扣好	4	
总分	100	总体评价：优秀　合格　差　（请打√）	得分	

三、神经系统体格检查

【场景】

某日清晨，急诊室由救护车送来一位男性患者，今年65岁，家属诉今晨6：00起床时发现患者右侧肢体无法活动，不能自行站立，右手抬起困难，并且无法说话，但无明显头痛、头晕、恶心呕吐。患者发病来神志清，无肢体抽搐，进食也无呛咳。患者既往有高血压史，平时服药。有烟酒嗜好。

问题一： 作为诊治医生，该患者你首先考虑何诊断？通过什么检查可以明确诊断？

答： 该患者需要首先考虑为脑血管疾病。为明确诊断，要做全面的神经系统体格检查。

问题二： 医生立即给患者做体格检查，发现：患者 BP 160 mmHg/100 mmHg，神志清楚，查体合作，对提问能理解，但语言表达困难，以点头或摇头示意，眼球活动自如，双瞳等大等圆，光反应存在。右侧鼻唇沟浅，伸舌右偏，颈软，右上、下肢肌张力较左侧增高，腱反射（＋＋），右上、下肢肌力3级，左侧腱反射＋，肌力正常，右侧 Barbinski 征（＋），Kernig 征（－）。请问该结果有意义吗？该如何处理？

答： 该患者的神经系统检查提示病变部位在左侧大脑半球，为明确诊断，可以急诊做头颅 CT 检查，明确是出血还是梗死。

【操作前准备和操作要点】

1. 医生准备

做完整的神经系统体格检查前，医生需要准备检查工具，并向患者说明检查的目的。动作要轻柔。

2. 物品准备

专科检查工具，普通工具包括：叩诊锤、棉签、针、音叉、电筒、压舌板、尺、听诊器、视力表、眼底镜、视野计、试管等；特殊工具包括：嗅觉试验瓶、味觉试验瓶、失语试验箱等。

3. 操作要点

(1) 准备好必要的专科检查工具,依次检查患者头部(脑神经)、颈、上肢、胸腹、下肢、背部及姿势步态,并观察患者的意识情况、精神活动、表情和语言等。

(2) 一般检查:

① 意识状态　分为觉醒障碍和知觉障碍2个层次。觉醒水平降低包括:嗜睡(患者处于病态睡眠状态,能唤醒,醒后能配合检查及回答问题,停止刺激后不久又入睡);昏睡(需大声喊叫或给予疼痛刺激才能唤醒);昏迷(浅昏迷、深昏迷)。知觉障碍包括:意识模糊(指伴有定向力和注意力障碍)和谵妄(伴有突出的精神运动性兴奋症状)。

② 精神状态　观察患者的行为举止、情感、知觉、思维、智能和自知力等。

③ 头颈部　观察有无头颅畸形、有无颅骨内陷、局部肿块或压痛;注意面部有无发育异常皮肤改变;头部活动受限或不自主运动等。

(3) 脑神经检查:

① 嗅神经(Ⅰ)　患者闭目,将一侧鼻孔压闭,将带有气味但无刺激性的物质置于另一侧鼻孔前测试其嗅觉。

② 视神经(Ⅱ)　需要检查视力(用视力表)、视野(可用粗测法)和眼底。

③ 动眼神经、滑车神经和展神经(Ⅲ、Ⅳ、Ⅵ)　需要视诊(有无眼裂不对称或眼睑下垂等)、眼球运动(两眼注视前方检查者的手指,然后随之向上、下、左、右、内上、内下、外上、外下各方向转动)、瞳孔(观察两侧瞳孔大小、形状,对光反射、调节反射等)。

④ 三叉神经(Ⅴ)　检查面部感觉、咀嚼肌运动、角膜反射和下颌反射等。

⑤ 面神经(Ⅶ)　检查运动(观察有无口角歪斜、额纹及鼻唇沟变浅)、味觉(舌前 2/3)。

⑥ 位听神经(Ⅷ)　蜗神经(听力的检查,Rinne 试验、Weber 试验),前庭神经(观察患者有无眩晕、眼震、呕吐和行走不稳等)。

⑦ 舌咽神经和迷走神经(Ⅸ、Ⅹ)　检查运动(有无吞咽困难、饮水呛咳、声音嘶哑,观察软腭位置、腭垂位置等)、感觉(舌后 1/3 味觉)、咽反射等。

⑧ 副神经(Ⅺ)　观察有无斜颈、塌肩、胸锁乳突肌和斜方肌有无萎缩。

⑨ 舌下神经(Ⅻ)　让患者伸舌,观察有无偏斜、舌肌萎缩及肌束颤动。

(4) 运动系统检查:

① 肌肉关节形态　观察有无肌萎缩或肥大及其分布,是否伴有肌束颤动,有无关节挛缩、畸形,注意左右比较。

② 肌张力　检查时要嘱患者尽量放松,触摸肌肉硬度,感知肢体被动运动的阻力。

③ 肌力　令患者主动做关节运动,并以阻力对抗之,检查肌肉收缩力大小。肌力大小分6级表示:0级:完全瘫痪,无任何肌肉收缩活动;1级:肌肉可收缩,但无关节活动;2级:肢体能在床面移动,但不能抬离床面;3级:肢体能抬离床面,但不能对抗附加阻力;4级:肢体能抬离床面并可对抗一定附加阻力,但比正常差;5级:肌力正常。

如果轻度肢体瘫痪,一般检查不能肯定时,可做轻瘫试验明确之。

④ 不自主运动　观察有无不能控制的异常运动动作,确定不自主运动属何种类型,如

舞蹈样运动、手足徐动、震颤、抽动或肌阵挛等。

⑤ 共济运动　可以做以下检查：指鼻试验及对指试验；快复轮替动作；反跳试验；跟膝胫试验；闭目难立征等。

⑥ 姿势与步态　观察一般行走的姿势步态有无异常，常见的姿势步态异常有：偏瘫步态、截瘫步态、共济失调步态、慌张步态、跨阈步态、摇摆步态、疼痛步态或舞蹈步态等。

（5）感觉系统检查：

① 浅感觉　痛觉检查用大头针刺激皮肤，触觉检查用棉签或纸片轻触皮肤，温度觉检查用装有冷水和热水的试管接触皮肤，依次检查左、右侧，肢体近端与远端，注意损害的分布和范围。

② 深感觉　包括运动觉、位置觉和振动觉。

③ 复合感觉　包括实体觉、图形觉、定位觉和两点辨别觉。

（6）反射检查：

① 浅感觉　腹壁反射（上、中、下腹壁反射）、提睾反射、跖反射、肛门反射和掌颏反射等。

② 深反射　深反射又称腱反射或骨膜反射。首先要让患者肢体放松并且位置适当，深反射强度分 5 级：消失（－）；减弱（＋）；正常（＋＋）；活跃（＋＋＋）；亢进（＋＋＋＋）。主要查肱二头肌反射、肱三头肌反射、桡反射、膝反射和踝反射。

③ 病理反射　上肢主要有 Hoffman 征，下肢有 Babinski 征：用竹签等钝器适度用力由后向前划足底外侧，至小趾根部再转向内侧，阳性反应为大脚趾背屈，有时伴其余各趾扇形散开。Babinski 等征：有 Chaddock 征、Oppenheim 征、Gordon 征等。

（7）脑膜刺激征：

① 屈颈试验　患者仰卧位，下肢伸直，头颈部放松，检查者立于床边，一手按住前胸，一手从枕后屈曲患者颈部，正常应该无阻力，下颌可抵前胸。若阻力大，屈颈活动受限并有颈后部疼痛提示屈颈试验阳性。

② Kernig 征　患者仰卧位，嘱其髋、膝均屈曲成直角，检查者一手固定其膝关节，另一手将小腿缓慢上抬，使膝关节伸直，若伸直受限（<135°）且伴有大腿后面及腘窝疼痛，则为阳性。

③ Brudzinski 征　患者仰卧位，两下肢伸直，检查者迅速屈曲其颈部，若出现双下肢髋、膝反射性屈曲，则为阳性。

（8）自主神经功能检查：

① 一般观察　观察皮肤、黏膜的色泽、质地、温度等；毛发、指甲的形态等。

② 自主神经反射及功能实验　有眼心反射、颈动脉窦反射、卧立位试验等，针对某些特殊患者可选择性检查。

（9）言语功能检查：

① 失语症　是指意识清楚情况下，由于优势侧大脑半球语言中枢的病变导致的语言表达或理解障碍。检查方法包括语言表达能力（说、写）和语言理解能力（听、阅读）。主要分类有运动性失语（患者能够理解书面文字，但不能读出或读错）；感觉性失语（患者听力正常，但

不能理解他人和自己的言语);命名性失语(对物体的命名发生障碍);失写症(丧失书写的能力);失读症(不能辨识书面文字,不能理解文字意义)。

② 构音障碍　是和发音相关的中枢神经、周围神经或肌肉疾病导致的一类言语障碍的总称。

③ 失用症　是指在意识清楚、无感觉和运动功能障碍或其不足以影响相关活动的情况下,患者丧失完成有目的、复杂活动的能力。检查方法包括执行指令、模仿动作和实物演示。

④ 失认症　是指患者在意识清楚、基本感知功能正常的情况下,不能通过特定感觉辨识以往熟悉的物体。检查方法:要求患者识别实物、声音或触摸物品等。

(10) 记忆和智能检查:

① 记忆的检查方法　临床对记忆的测试分为即刻记忆、近期记忆、远期记忆 3 部分。记忆障碍有记忆减退、遗忘、错构和虚构。

② 智能的检查方法　一般智能检查可选择数字计算力、抽象能力、判断力、信息能力和结构性能力等。必要时还可进行智能量表测试,如简易精神状态检查(MMSE)等。

【神经系统体格检查的适应证】

(1) 对神经系统疾病做出定位诊断。

(2) 对神经系统疾病做出鉴别诊断。

(3) 神经专科医生必须掌握的专业技能。

(4) 神经科见习、实习的医学生需掌握的临床技能。

【注意事项】

(1) 患者对于体格检查往往是比较敏感的,有时会感到不适。因此,医生事先必须耐心地解释以取得患者的信任和配合,这是获得正确检查结果的前提。

(2) 医生在检查前一定要准备好所需要的专科检查工具,避免检查时手忙脚乱。

(3) 检查动作要轻柔,仔细、用心地检查会使患者感到安慰和放心。

(4) 方法和技巧非常重要,一般情况下,应按身体部位自上而下顺序检查。对于肢体而言,最好按运动、感觉和反射的顺序检查。如患者病情较重或处于昏迷状态,在必要的重点检查后应立即组织抢救,待患者病情稳定后再做补充检查。

【临床经验】

(1) 神经系统体格检查与其他系统的体格检查相比,要注意专业的特点。

(2) 神经科疾病患者中不少有意识、智能、情绪及语言方面的障碍,因此检查者要有足够的耐心。特别对昏迷患者应根据病情的危急程度做必要的对症抢救,与此同时询问有关病史并做体检。

【相关口试题目】

（1）脑膜刺激征的检查方法与意义是什么？

（2）运动性失语的临床表现是什么？

（3）感觉性失语的临床表现是什么？

（4）Babinski 征的检查方法和临床意义是什么？

【评分表】

表3-1为神经系统体格检查考核评分标准。

表3-1 神经系统体格检查考核评分标准

项目	分值	内　　容	标准分	扣分
操作前准备	4	准备和检查工具是否齐全完好	2	
		核对患者的姓名、性别、床号	1	
		解释神经系统体格检查的目的,取得患者同意	1	
一般检查	4	意识情况：判断神情、嗜睡、昏睡、昏迷情况	2	
		精神情况：检查环境接触、行为、情感、思维、知觉能力	2	
颅神经检查	26	嗅神经（Ⅰ）：检查嗅觉	2	
		视神经（Ⅱ）：检查视力、眼底、视野	3	
		动眼神经、滑车神经和展神经（Ⅲ、Ⅳ、Ⅵ）：检查瞳孔大小、形状、位置、对光反射（直接、间接）、眼球位置、眼震、眼球运动、复视	5	
		三叉神经（Ⅴ）：检查面部感觉、角膜反射（直接、间接）、张口位、下颌反射	3	
		面神经（Ⅶ）：检查眼裂、鼻唇沟、闭目、皱额、鼓颊、露齿动作	3	
		位听神经（Ⅷ）：检查耳语、Rinne 试验	2	
		舌咽神经和迷走神经（Ⅸ、Ⅹ）：检查发音、吞咽、软腭及腭垂位置、咽反射	4	
		副神经（Ⅺ）：检查耸肩、转颈动作	2	
		舌下神经（Ⅻ）：检查伸舌动作、舌肌萎缩情况、舌肌纤颤情况	2	
肌肉检查	15	观察肌肉关节形态、营养	1	
		肌张力	2	
		肌力检查	6	

（续表）

项目	分值	内　　　容	标准分	扣分
		不自主运动	1	
		共济运动：指鼻试验、快复动作、跟膝胫试验、闭目难立征	4	
		步态检查	1	
感觉检查	8	浅感觉：痛觉、温度觉、触觉	3	
		深感觉：振动觉、位置觉、运动觉	3	
		复杂感觉：形体觉、两点辨别觉	2	
反射检查	15	浅反射：腹壁感觉（上、中、下）、足跖反射、提睾反射、肛门反射	5	
		深反射：肱二头肌反射、肱三头肌反射、桡骨膜反射、膝腱反射、踝反射	5	
		病理反射：Hoffman 征、Babinski 征、Chaddock 征、Oppenheim 征、Gordon 征	5	
脑膜刺激征	6	包括颈项强直、Kernig 征、Brudzinski 征	6	
言语功能检查	3	失语、失认、失用、失算的检查	3	
记忆和智能检查	3	记忆、常识、理解力、计算力检查	3	
总体评价	16	熟练度	4	
		爱伤观念、仪表、态度	4	
		回答问题	8	
总分	100	总体评价：优秀　合格　差　（请打√）	得分	

四、动脉血气穿刺

【场景】

内科急诊,一位74岁的患者被家人送来,患者有慢性咳嗽咳痰病史20余年,最近7～8年有活动后气急,一周前感冒以后咳嗽咳痰气急明显加重,这两天家里人觉得患者嗜睡,所以送来急诊。患者以往没有糖尿病、肾脏病和心脏病史。接诊患者时除了详细询问病史和体格检查外,还拍了一张胸片(见图4-1)。

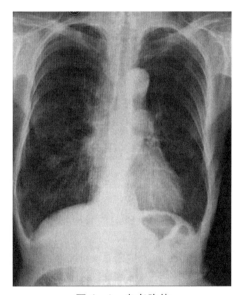

图4-1 患者胸片

问题一: 作为患者的诊治医生,你如何对患者进行诊断和下一步处理?

(1)慢性阻塞性肺病急性发作。

(2)动脉血气分析和血常规。

问题二: 该患者的肺部体征如何?(要点)

(1)望诊:桶状胸,双侧呼吸运动减弱,肋间隙增宽,肋骨走向平坦。

(2)触诊:触觉语颤减弱。

(3)叩诊:过清音,肺下界下移,肺下界移动度减低。

(4)听诊:肺泡呼吸音减弱,呼气延长,语音共振减弱,干湿啰音。

问题三: 患者的动脉血气可能提示什么?

答: Ⅱ型呼吸衰竭。

【动脉血气分析的适应证】

(1) 各种需检查和监测动脉血气的情况。

(2) 手术、麻醉及急危重症患者需监测动脉血压。

【动脉血气分析的禁忌证】

(1) 有严重出血倾向者。

(2) 穿刺局部有感染者。

(3) 穿刺动脉有痉挛、血肿、动脉瘤或血栓形成。

(4) 动脉闭塞或由于纤维瘢痕等因素导致穿刺困难者。

【动脉血气操作前准备】

(1) 患者准备：向患者解释消除顾虑以取得合作，协助患者取坐位或卧位。

(2) 选择合适的动脉：常见穿刺部位为桡动脉、肱动脉、股动脉、足背动脉等。

(3) 物品准备：消毒棉球、注射盘、0.5 mL肝素(125 IU)、2 mL或5 mL注射器、橡胶塞或软木塞1个、无菌纱布。

(4) 环境准备：按无菌操作原则进行。

【动脉血气操作要点】

(1) 取少量肝素湿润注射器后排尽。

(2) 选取穿刺动脉，常见穿刺部位为桡动脉、肱动脉、股动脉等。穿刺点：

桡动脉　患者腕部伸直掌心向上，手自然放松，穿刺点位于手掌横纹上1～2 cm动脉搏动处。

肱动脉　患者上肢伸直稍外展，掌心向上，穿刺点位于肘横纹上方的动脉搏动处。

股动脉　患者取仰卧位，下肢伸直稍外展，穿刺点位于腹股沟韧带中点下方1～2 cm动脉搏动处。

(3) 消毒皮肤后，持注射器在两指之间垂直或与动脉走向成40°角刺入，抽取需要血量。

(4) 按压穿刺点，加压止血5～10 min，另一手拔出针头后迅速刺入橡胶塞内，以隔绝空气，立即送检。

【动脉血气注意事项】

(1) 消毒面积应较静脉穿刺大，严格执行无菌操作技术，预防感染。

（2）患者穿刺部位应当压迫止血直至不出血为止。

（3）若患者饮热水、洗澡、运动，须休息 30 min 后再取血，避免影响检查结果。

（4）做血气分析时注意注射器内勿有空气。

（5）标本应当立即送检，以免影响检查结果。

（6）有出血倾向的患者慎用此法。

【动脉穿刺并发症】

（1）出血与血肿。

（2）感染。

（3）血管损伤。

（4）周围组织和神经损伤。

【动脉穿刺临床经验】

（1）动脉穿刺前必须要与患者沟通。

（2）穿刺需要用专门的血气针或肝素化的针筒。

（3）协助患者肢体摆好合适的位置，选择合适穿刺点。

（4）穿刺时要胆大心细，注意无菌操作。

（5）操作完毕必须按压穿刺点 5 min 以上，血气针排出空气，用橡皮塞塞住，防止空气进入，立即送检。

（6）一次穿刺失败，切勿反复穿刺，反复穿刺会引起动脉痉挛和损伤血管，并使穿刺更为困难。

（7）如抽出暗黑色血液表示可能误入静脉，应立即拔出，压迫穿刺点 3～5 min。

【评分表】

表 4-1 为桡动脉穿刺考核评分表。

表 4-1 桡动脉穿刺考核评分表

项目	分值	具 体 内 容	标准分	扣分
操作前准备	10	物品准备，与患者的沟通： （1）准备和检查物品是否齐全完好 （2）核对患者的姓名、床号 （3）解释采集动脉血的目的，安抚、取得患者同意配合，告知患者血采集过程的注意事项	10	

（续表）

项目	分值	具 体 内 容	标准分	扣分
操作过程	70	第1步：无菌观念，戴口罩、帽子，患者体位的选择： (1) 操作者正确戴好口罩、帽子 (2) 操作者手清洁和消毒，消毒洗手液洗手 (3) 协助患者采取舒适体位，患者取平卧位或≤30°角半卧位，穿刺侧上肢略外展，掌心向上，手腕部伸直	15	
		第2步：穿刺前准备，穿刺点部位选择和皮肤消毒： (1) 检查注射器和针头，确定无漏气，用注射器抽取肝素液1 mL，完全湿润整个针管后弃去肝素液，排出注射器内空气 (2) 选择穿刺点（前臂下 1/3 处桡侧腕屈肌腱与桡骨茎突之间，桡动脉搏动最明显并触摸有条索感的部位） (3) 无菌棉签蘸 2％聚维酮碘消毒穿刺点皮肤，无菌棉签蘸75％乙醇消毒穿刺点皮肤。无菌棉签蘸 2％聚维酮碘消毒操作者左手示指和中指	15	
		第3步：动脉血气采集术。左手示指和中指固定欲穿刺动脉，采血针与皮肤呈 30°～45°角，快速刺入桡动脉，见回血右手不动，左手轻轻抬起抽血，抽血满 2 mL 时左手停止抽血，准备无菌棉签，右手拔出针头，同时左手用棉签压迫穿刺点5 min 或 5 min 以上（口述），右手将针头插入橡皮塞内，轻轻旋动注射器，摇匀标本，贴上姓名标签，立即送检	40	
总体评价	20	熟练度和无菌观念： 操作熟练、稳重，操作顺序有条理、不慌乱，有无菌意识，在采血中保证注射器密闭不混入气体	10	
		爱伤观念、仪表、态度，保护患者隐私： 操作时动作小心，爱伤意识，操作中时刻注意患者的反应，操作时态度认真严谨，沟通时有礼貌，保护患者隐私	5	
		物品复原整理： 时间把握得当，时间控制在 4 min 内，物品基本复原、废物废料销毁、丢弃到正确的地方	5	
总分	100	总体评价：优秀　合格　差　（请打√）	得分	

五、胸腔穿刺术

【场景】

呼吸科门诊,一位 54 岁的妇女在家属的陪同下前来就诊。主诉:进行性呼吸困难 1 月伴干咳,没有发热和痰血,以往身体健康。作为她的诊治医师,除了详细地询问病史和体格检查外,还拍了一张胸片,结果如下(见图 5-1)。

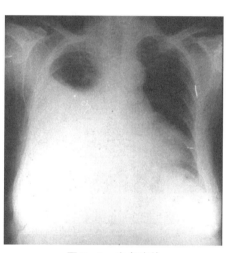

图 5-1 患者胸片

问题一: 该患者的诊断如何诊断和处理(要点)?

答: (1) 右侧胸腔积液。

(2) 胸膜腔穿刺抽液。

问题二: 患者的肺部体征如何?(要点)

(1) 望诊:胸廓饱满,呼吸运动减弱。

(2) 触诊:气管移向健侧,语颤减弱。

(3) 叩诊:浊音或实音。

(4) 听诊:呼吸音减弱,语音共振减弱,积液上方听到支气管呼吸音,干性胸膜炎阶段,听到胸膜摩擦音。

【胸腔穿刺前的准备工作】

(1) 医生准备:详细询问病史、体格检查和超声波定位。向患者说明穿刺的目的和注意事项,以解除患者的顾虑取得其合作。术前患者的血压、脉搏、心率。术前查出凝血时间、血小板计数。戴无菌帽和口罩。

(2) 患者准备:在医生的指导下摆好体位。在穿刺过程中,如有咳嗽的感觉时,应在医护人员的指导下做深呼吸动作,可有效控制咳嗽,以免造成穿刺针的脱落及气胸的发生。在穿刺过程中,如有心慌、气短、出冷汗等症状时,立即告诉医护人员,以便及时采取相应的治疗措施。

(3) 物品准备:清洁盘1套,胸腔穿刺包1只,500 mL盐水瓶1～2只,标本送检用试管若干(留送常规、生化、细菌、病理标本,必要时酌加抗凝剂),无菌手套1副,药品包括2%利多卡因、地西泮(安定)和1%肾上腺素等,按需准备胸腔负压引流装置等。

 【胸腔穿刺术操作(要点)】

(1) 定位:胸腔积液者选胸部叩诊浊音及呼吸音明显减低处,通常取肩胛线或腋后线第7、8肋间,腋中线第6、7肋间或腋前线第5肋间隙;中、小量积液或包裹性积液可结合X线检查或B超检查标记定位后立即穿刺。穿刺点可用蘸甲紫(龙胆紫)的棉签在皮肤上做标记。

(2) 患者多取坐位。面向椅背,两手交叉抱臂,置于椅背,头枕臂上(见图5-2),使肋间隙增宽;不能坐起者,可采取半卧位,举起患侧上臂(见图5-3)。

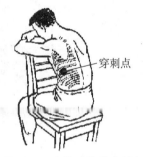

图5-2　坐位时胸腔穿刺点

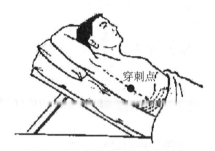

图5-3　半卧位时胸腔穿刺点

(3) 穿刺点局部常规消毒,术者戴消毒手套,铺洞巾,用2%利多卡因局麻,在选定的穿刺点肋骨上缘垂直进针,缓慢推进回抽无血液后再注药,预计接近胸膜时麻药要充分,至有落空感时可轻回抽,如抽出液体,证明已进入胸腔内积液处,记住进针方向及深度后拔针。检查胸腔穿刺针是否通畅,与穿刺针连接的乳胶管先用血管钳夹住,准备穿刺。

(4) 术者用血管钳夹闭穿刺针后的橡皮管,以左手示指、中指固定穿刺部位的皮肤,右手将穿刺针沿上述方向及深度穿刺,当针锋阻力突然消失时,表明已进入胸膜腔,接上注射器抽液,抽满后助手再次用止血钳夹闭橡皮管,而后取下注射器,将胸腔积液注入盐水瓶中并计量。抽液时要固定好穿刺针位置。

(5) 抽液毕,用止血钳夹闭橡皮管,拔出穿刺针,穿刺部位覆盖无菌纱布,稍用力压迫片刻,用胶布固定。

 【胸腔穿刺术的适应证】

(1) 大量胸腔积液或创伤性血胸引起心慌、胸闷、气促等压迫症状者。

（2）需抽取胸腔积液检查以助诊断者。

（3）脓胸患者,须抽脓及注药治疗。

（4）气胸,肺压缩达 20%～30% 以上者。

【胸腔穿刺术的禁忌证】

包括不合作的患者;未经纠正的出凝血异常疾病;呼吸功能不全或不稳定除非是行治疗性胸腔穿刺术才能缓解;心脏血流动力学不稳定或心律不齐;不稳定性心绞痛。相对禁忌证包括机械通气和大疱性肺疾病;在针穿入胸腔之前必须排除局部感染。

【并发症】

（1）胸膜反应。

（2）复张性肺水肿。

（3）气胸或血胸。

（4）损伤周围脏器,如肝、脾等。

（5）伤口感染或胸腔内感染。

【胸腔穿刺中的注意事项】

（1）穿刺点应明确。患者体位要正确,穿刺过程中如变动体位,切勿说话、咳嗽或深呼吸。

（2）严格无菌操作,预防胸腔继发感染。精神紧张或频咳患者可酌情服用镇静剂及镇咳剂。

（3）进针不可太深,避免造成肺损伤,引起液气胸。

（4）抽液过程中要防止空气进入胸膜腔,始终保持胸膜腔负压。

（5）抽液过程中密切观察患者反应,如出现持续性咳嗽、气短、咳泡沫痰等现象,或有头晕、面色苍白、出汗、心悸、胸部压迫感或胸痛、昏厥等胸膜反应时,应立即停止抽液,并进行急救术。

（6）一次抽液不可过多,诊断性抽液 50～100 mL 即可,立即送检胸腔积液常规、生化、细菌培养、药敏试验及脱落细胞检查。治疗性抽液首次不超过 600 mL,以后每次不超过 1 000 mL。

（7）避免在第 9 肋间以下穿刺,以免刺破膈肌损伤腹腔脏器。

【临床经验】

（1）年轻人或情绪紧张者可在穿刺前肌注地西泮。

（2）穿刺前必须告知患者在穿刺中不能剧烈咳嗽或活动，如有必要，及早示意，避免穿刺针损伤肺。

（3）根据病情，选择合适的穿刺部位。胸腔积液多时一般选择肩胛线或腋后线第 7～8 肋间；胸腔积液量少或包裹时必须 B 超定位穿刺部位。

（4）穿刺点需在下一肋的上缘，避免损伤肋间神经和肋间血管。

（5）第 1 次抽液量不超过 600 mL，以后每次不超过 1 000 mL；速度不能太快，以免发生复张性肺水肿。

（6）严格无菌操作，穿刺中始终保持胸腔负压，避免空气进入。

（7）术后必须交代注意事项，如有突发气急加重及时就诊。

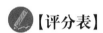 【评分表】

表 5-1 为胸腔穿刺考核评分表。

表 5-1　胸腔穿刺考核评分表

项目	分值	内　　容	标准分	扣分
术前准备	15	（1）与患者及家属沟通，告知胸穿目的和注意事项，签署胸穿同意书；穿刺前核对患者姓名和床号	5	
		（2）了解、熟悉患者病情、生命体征	5	
		（3）检查准备物品：胸腔穿刺包、无菌手套、5 mL 及 50 mL 注射器各一副、治疗盘、弯盘、2% 利多卡因、0.5% 聚维酮碘、甲紫、棉签、无菌纱布、胶带、血压计、标本容器	5	
操作过程	80	（1）摆体位：患者取坐位，面向椅背，双手前臂平放于椅背上，前额伏于前臂上，不能起床者，可取半卧位，患侧前臂置于枕部	5	
		（2）选择适宜穿刺点：进行胸部叩诊，选择实音最明显的部位。常选：①肩胛下角线 7～8 肋间；②腋后线 7～8 肋间；③腋中线 6～7 肋间；④腋前线 5～6 肋间	10	
		（3）常规消毒：以穿刺点为中心消毒 3 遍，直径约 15 cm	10	
		（4）戴无菌手套：打开手套包，取出手套。左手捏住手套反折处，右手对准手套 5 插入戴好。已戴手套的右手，除拇指外 4 指插入另一手套反折处，左手顺势戴好手套	5	
		（5）打开穿刺包并铺巾：检查包内物品是否完善，检查穿刺针是否通畅或漏气，用血管钳夹闭穿刺针后面橡皮管。铺无菌洞巾	5	
		（6）局麻：抽取 2% 利多卡因 5 mL，在穿刺点肋骨上缘自皮肤至壁层胸膜进行局部浸润麻醉	10	

（续表）

项目	分值	内 容	标准分	扣分
		（7）穿刺抽液：左手大拇指和示指固定穿刺部皮肤,右手持穿刺针经麻醉处垂直刺入皮肤,进入胸膜腔后固定穿刺针,助手配合抽取胸腔积液,注意保持胸腔负压	25	
		（8）穿刺结束后,拔出穿刺针,消毒穿刺部位,纱布加压覆盖,胶布固定	5	
		（9）术后再次测血压、脉搏等生命体征(口述即可),并交待注意事项。废弃物收拾和物品复原	5	
总体评价	5	熟练度,爱伤观念等	5	
总分	100	总体评价：**优秀　合格　差　（请打√）**	得分	

六、腹腔穿刺术

❓【场景】

一男性住院患者,55 岁,因"腹围增大、双下肢水肿 1 月"入院,行体格检查示移动性浊音(＋),行腹部 B 超检查:腹水。

问题一:作为诊治医生,为协助明确腹水性质,应行何种操作? 此操作的适应证及禁忌证是什么?

答:腹腔穿刺术。适应证:①检查腹腔积液的性质协助确定病因;②穿刺放液,减轻因大量腹水引起呼吸困难或腹胀症状;③需腹腔内注射药物者。禁忌证:①肝性脑病先兆,放腹水可加速肝性脑病发作;②结核性腹膜炎有粘连性包块者;③非腹水患者,包括巨大卵巢囊肿,包虫病性囊性包块。

问题二:腹腔穿刺点如何选择? 为什么?

答:穿刺点选择在左下腹髂前上棘与脐连线中、外 1/3 交界处;此处不易损伤腹壁动脉。

🍡【腹腔穿刺术操作前的准备(要点)】

(1) 医生准备:详细询问病史、体格检查和超声波检查确定腹腔内有无积液。向患者说明穿刺的目的和注意事项,以解除患者的顾虑取得其合作,并签署知情同意书。术前测患者的血压、脉搏、腹围。清洗双手,戴无菌帽和口罩。

(2) 患者准备:排解大小便,以免穿刺时误伤膀胱。大量放液后需束以多头腹带,以防腹压骤降,内脏血管扩张而引起休克。放液前后遵医嘱测体重、量腹围,以便观察病情变化。操作过程中患者若感头晕、恶心、心悸、呼吸困难,应及时告知医护人员,以便及时处理。

(3) 物品准备:清洁盘 1 个,腹腔穿刺包 1 个,无菌手套 2 副,多头腹带,按需准备无菌试管若干、注入药物、酒精灯等。

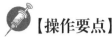**【操作要点】**

(1) 患者通常取半卧位或仰卧位,少量腹水可取向患侧侧卧位。穿刺点选择在左下腹髂前上棘与脐连线中、外 1/3 交界处,此处不易损伤腹壁动脉;少量腹水患者取侧卧位,取脐水平线与腋前线交点(见图 6-1),此常用于诊断性穿刺;包裹性分割积液,需在 B 超引导下定位穿刺。

(2) 穿刺部位常规消毒,术者戴无菌手套,铺洞巾,用 1%～2% 普鲁卡因逐层麻醉至腹膜壁层,当针尖有落空感并回抽有腹水时拔出针头。

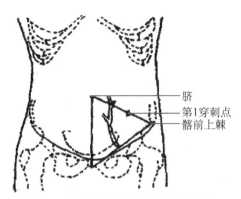

脐
第1穿刺点
髂前上棘

图 6-1　少量腹水患者腹腔穿刺部位

(3) 术者以左手示指与拇指固定穿刺部位皮肤,做诊断性穿刺时,右手持带有适当针头的 20 mL 或 50 mL 消毒注射器,针头经麻醉处垂直刺入皮肤后以 45°角斜刺入腹肌再垂直刺入腹腔,当针头阻力突然消失时,表示针尖已进入腹膜腔,即可抽取腹腔积液 20～100 mL 送检(根据病情做涂片镜检、淀粉酶测定、胆红素定量、细胞学检查、细菌培养加药敏试验等)。当大量腹水做治疗性放液时,通常用接有橡皮管的 8 号或 9 号针头,在麻醉处刺入皮肤,在皮下组织横行 0.5～1.0 cm,再垂直刺入腹膜腔,用胶布固定针头,腹水即沿橡皮管进入容器中计量。橡皮管上可用输液夹调整腹水流出速度。

(4) 放液后拔出穿刺针,覆盖消毒纱布,以手指压迫数分钟,再用胶布固定。大量放液后需用多头胶带包扎腹部,防止腹压骤降,内脏血管扩张引起血压下降或休克。

【可能发生的并发症】

(1) 局部感染或败血症。

(2) 局部麻醉过敏。

(3) 心血管症状:穿刺期间可发生脑血管意外、心律失常、心跳呼吸骤停等。

(4) 穿刺失败。

(5) 穿刺术中、术后出血、渗液、渗血。

(6) 损伤局部神经。

(7) 损伤肠管,穿透肠管致感染性腹膜炎。

(8) 损伤腹腔周围其他脏器,如膀胱、肝脏等。

(9) 穿刺放液后导致血压下降或休克。

【注意事项】

（1）放液不宜过快过多，一次放液通常不超过3 000 mL；若腹水流出不畅可将穿刺针稍作移动或稍变换体位。

（2）术后嘱患者仰卧，使穿刺孔位于上方，可防止腹水渗漏，若大量腹水，腹腔压力太高，术后有腹水漏出，可用消毒人工棉胶粘贴穿刺孔，并用蝶形胶布拉紧，再用多头胶带包裹腹部。

（3）放液前后均应测量腹围、脉搏、血压，观察病情变化。

（4）做诊断性穿刺时，应立即送验腹水常规、生化、细菌培养和脱落细胞检查。

【临床经验】

（1）无菌操作，以防感染。

（2）术中应密切观察患者，如出现面色苍白、出汗、头晕、心悸、气短、恶心等，应停止操作，并做相应处理。

（3）放腹水不宜过快、过多。一次性放腹水量不超过3 000 mL。

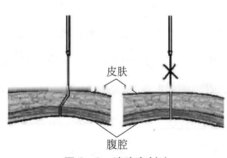

图6-2 迷路穿刺法

（4）腹水量多者，用迷路穿刺法，使针孔不在从皮肤到腹壁层的一条直线上，以防拔针后腹水自穿刺点漏出（见图6-2）。术后按压1～2 min。如拔针后仍有腹水自穿刺点漏出，可用蝶形胶布或人工棉胶粘贴。

（5）放腹水前后均应测量腹围、脉搏、血压及检查腹部体征，以观察病情变化。

（6）术后嘱患者平卧，并使穿刺针孔位于上方以免腹水继续漏出。

【评分表】

表6-1为腹腔穿刺术考核评分标准。

表6-1 腹腔穿刺术考核评分标准

项目	分值	内　容	标准分	扣分
操作前准备	20	物品准备；了解、熟悉患者病情、生命体征；与患者及家属沟通，签腹穿同意书，并嘱患者排尿	4	
		准备和检查物品是否齐全完好	4	
		（1）体位：根据病情，患者可取坐位、平卧位、半卧位或侧卧位	4	

（续表）

项目	分值	内　　容	标准分	扣分
		（2）穿刺点：脐与左髂前上棘连线的中、外 1/3 交点（此处不易损伤腹壁动脉）	8	
操作过程	64	（1）常规消毒：以穿刺点为中心消毒 3 遍，直径约 15 cm	8	
		（2）戴无菌手套： 打开手套包，取出手套，左手捏住手套反折处，右手对准手套 5 指插入戴好 已戴手套的右手，除拇指外 4 指插入另一手套反折处，左手顺势戴好手套	4	
		（3）检查穿刺包内物品是否完善，铺无菌洞巾	4	
		（4）局麻：抽取 2% 利多卡因 5 mL 在穿刺点自皮肤至壁腹膜做局部麻醉	8	
		（5）穿刺抽液：左手固定穿刺部皮肤，右手持穿刺针经麻醉处垂直刺入腹壁，然后倾斜 45°～60°，进入 1～2 cm 后，再垂直刺入腹膜层。进入腹腔后固定穿刺针，助手配合抽取腹腔积液。首次放水不能超过 1 000 mL	32	
		（6）穿刺结束后，消毒穿刺部位，纱布加压覆盖，胶布固定；术后再次测血压、量腹围（口述即可），并交待注意事项	8	
总体评价	16	操作稳重、熟练，顺序有条理、不慌乱	4	
		爱伤观念、文明用语、仪表、态度	8	
		操作器具整理：收拾妥当操作器具，勿遗留在诊疗床上，将医疗废弃物放入指定地点	4	
总分	100	总体评价：优秀　合格　差　（请打√）	得分	

七、骨髓穿刺术(和涂片)

【场景】

血液内科门诊室,一男性患者,32岁,因"头晕、乏力1月,牙龈出血伴发热3天"来院就诊,医生查体发现患者 T 38℃,面色苍白,双下肢皮肤可见散在出血点,胸骨轻压痛,腹软,脾肋下2指。

问题一: 作为诊治医生,此时你将如何处理?

答: 立刻进行血常规及外周血分类检查。

问题二: 血常规检查示 WBC 35×10^9/L, Hb 75 g/L, PLT 25×10^9/L,外周血分类示中性粒细胞 40%,淋巴细胞 40%,原幼稚细胞 20%,你如何诊断和处理?

(1) 诊断:急性白血病可能。

(2) 应尽快予骨髓穿刺术。

【操作前准备】

(1) 医生准备:详细询问患者过敏史;介绍病情及可能出现的并发症。说明骨髓穿刺的目的和方法,取得患者合作。清洗双手,戴无菌帽和口罩(头发、鼻孔不外露)。

(2) 患者准备:做好思想工作,必要时可用镇静剂。告知穿刺点覆盖的敷料勿浸湿以防感染,3天后可取下。穿刺点如有出血应及时报告医生。

(3) 器械准备:常规消毒治疗盘,骨髓穿刺包,无菌手套,无菌注射器 5 mL、10 mL 各1个,2%利多卡因 5 mL,清洁干燥的玻片及推片若干,胶布,按需准备细菌培养管等。

【操作要点】

(1) 核对患者一般信息,了解患者骨髓检查的目的,有出血倾向者需排除血友病,血友病患者为骨髓穿刺禁忌证,并签署骨穿同意书。

　　(2) 选择穿刺部位:①髂前上棘穿刺点位于髂前上棘后 1～2 cm 处;②髂后上棘穿刺点位于骶椎两侧、臀部上方突出的部位,相当于第 5 腰椎水平旁开 3 cm 左右处;③胸骨穿刺点位于胸骨柄、胸骨体相当于第 1、2 肋间隙的部位;④腰椎棘突穿刺点位于腰椎棘突突出处,一般选择第 11～12 胸椎或第 1、2、3 腰椎棘突为穿刺点,极少选用(见图 7-1)。

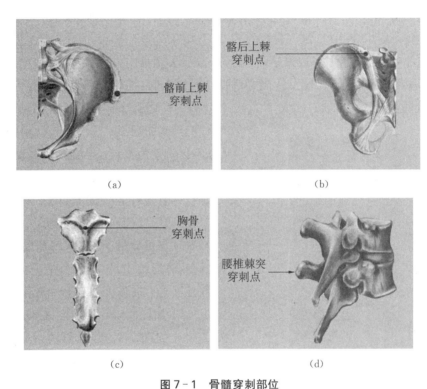

图 7-1　骨髓穿刺部位

(a) 髂前上棘穿刺点;(b) 髂后上棘穿刺点;(c) 胸骨穿刺点;(d) 腰椎棘突穿刺点

　　(3) 体位:髂前上棘和胸骨穿刺时取仰卧位,髂后上棘穿刺时取侧卧位,使躯干与检查床保持垂直(见图 7-2)。可嘱患者下方的腿伸直,上方的腿向胸部弯曲使髂后上棘穿刺点更明显。

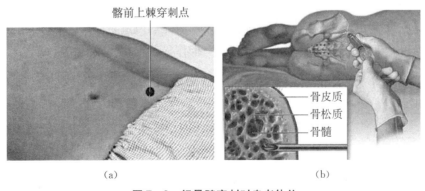

图 7-2　行骨髓穿刺时患者体位

(a) 髂前上棘穿刺点;(b) 行骨髓穿刺时患者体位

（4）麻醉：常规用安尔碘消毒局部皮肤，以穿刺点为中心由内而外消毒 3 遍，消毒范围直径约 15～20 cm（每次消毒范围小于前次），操作者戴无菌手套，铺无菌洞巾。然后用 2% 利多卡因做局部皮肤、皮下和骨膜麻醉，先在皮下打个皮丘，逐层麻醉至骨膜时宜多点麻醉。

（5）穿刺：操作者左手拇指和食指固定穿刺部位，右手持骨髓穿刺针与骨面垂直刺入，若为胸骨穿刺则应与骨面成 30°～40°角刺入。当穿刺针针尖接触骨质后，沿穿刺针的针体长轴左右旋转穿刺针，并向前推进，缓缓刺入骨质。当突然感到穿刺阻力消失，且穿刺针已固定在骨内时，表明穿刺针已进入骨髓腔。

（6）抽取骨髓液并涂片：拔出穿刺针针芯，放于无菌盘内，接上干燥的注射器（10 cm 或 20 cm），用适当的力量抽取骨髓液。当穿刺针在骨髓腔时，抽吸时患者感到有尖锐酸痛，随即有红色骨髓液进入注射器。抽取 0.2 mL 骨髓液。将骨髓液推于玻片上，由助手迅速制作涂片 5～6 张（见图 7-3），送检细胞形态学及细胞化学染色检查。若需要做骨髓液培养，则再抽取 1～2 mL 注入培养瓶。若未能抽取骨髓液，可能是针腔被皮肤、皮下组织或骨片填塞，也可能是进针太深或太浅，针尖未在髓腔内，此时应重新插上针芯，稍加旋转或再钻入少许或再退出少许，拔出针芯，如见针芯上带有血迹，再行抽吸可望获得骨髓液。

（7）加压固定，骨髓液抽取完毕，重新插入针芯。将穿刺针拔出，再次用安尔碘消毒针孔后将无菌纱布敷于针孔上，按压 1～2 min 后确认针孔不再出血后用胶布加压固定。嘱患者观察 2 h 无异常可照常活动，伤口避水 3 天。

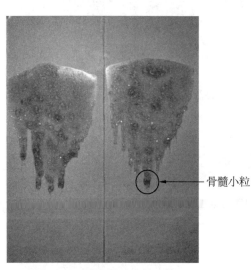

骨髓小粒

图 7-3　抽取骨髓液并涂片

⚡ 【并发症】

（1）麻醉意外（与麻醉剂过敏有关，极罕见）。

（2）穿刺过程中或术后出血（穿刺过程中及术后注意压迫止血）。

（3）术后感染（操作过程中未严格执行无菌操作导致）。

（4）穿刺失败或干抽（穿刺部位选择不正确，或骨髓增生太低或太高或骨髓纤维化都可导致干抽）。

🔧 【注意事项】

（1）操作前请签署知情同意书，排除禁忌证。术前应做出凝血时间检查，有出血倾向患者操作时应特别注意。

(2) 胸骨穿刺点一般不选用,只有当其他部位穿刺均失败时考虑选用。选好穿刺点后做一个记号,胸骨柄穿刺不可垂直进针,不可用力过猛,以防穿透内侧骨板;穿刺针进入骨质后避免摆动过大,以免折断。

(3) 除胸骨外,穿刺时注意使穿刺针与骨面垂直,并左右旋转穿刺针进入。

(4) 穿刺针应选择尖利且足够长的针型,对一些体形肥胖者可选用长针。穿刺前应检查注射器与穿刺针接头的严密性。

(5) 穿刺针与注射器必须干燥,以免发生溶血;抽取骨髓液时注意不要用力过猛或抽吸过多,不然会使骨髓液稀释。抽取后应立即涂片,否则会很快发生凝固,使涂片失败。

(6) 全程注意无菌操作,特别是消毒、戴无菌手套,戴好无菌手套后不能接触一切有菌的物品,必要时可以请助手帮忙。

(7) 血小板低下的患者加压固定后按压时间可以延长至 5～10 min。

(8) 多次干抽时应进行骨髓活检,此情况多见于骨髓纤维化、恶性组织细胞病、恶性肿瘤骨髓转移等。

(9) 穿刺过程中要注意爱伤观念,麻醉前告知患者开始打麻醉了。在穿刺针进入骨膜时问一下患者还有无疼痛感,若只有轻微的酸胀感就可以进针了,并让患者充分放松配合操作。

(10) 整个过程要流畅,熟练,注意顺序不要颠倒,操作者要注意仪表整洁。

【临床经验】

(1) 选好穿刺点后进针时用左手拇指和食指固定穿刺点周围皮肤,以免移位。

(2) 麻醉很重要,一为止痛,二为明确最后的穿刺点。因此良好的麻醉是成功的一半,麻醉至骨膜时宜多点麻醉。

(3) 穿刺时穿刺针一定要牢牢固定在骨内才表明已经进入骨髓腔,若有左右摇摆则说明还未进入,需要继续深入或调整穿刺点。

(4) 抽取的骨髓液常规只要 0.2 mL 即可,若骨髓培养则再抽取 2 mL 左右。

【相关口试题目】

(1) 骨髓活检的指征和骨髓穿刺禁忌证是什么?

(2) 如何选择骨髓穿刺点?

【评分表】

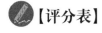

表 7-1 为骨髓穿刺术考核评分标准。

表 7 - 1 骨髓穿刺术考核评分标准

项目	项目分	内容及评分标准	满分	得分
术前准备	20	(1) 检查准备物品：骨髓穿刺包、无菌手套、5 mL 及 10 mL 注射器各一副、2% 利多卡因、0.5% 聚维酮碘、无菌纱布、载玻片、胶带、标本容器	5	
		(2) 核对患者的一般信息(姓名、骨穿的目的)	5	
		(3) 签署骨穿同意书,正确戴好口罩、帽子及其他防护措施	5	
		(4) 检查患者基本生命体征,安抚、取得患者同意配合	5	
操作过程	70	(1) 嘱患者摆好恰当的体位,确定穿刺点	5	
		(2) 用安尔碘棉球进行穿刺点局部皮肤消毒：以穿刺点为中心消毒 3 遍,直径约 15 cm	5	
		(3) 正确戴无菌手套,铺无菌洞巾	5	
		(4) 正确的麻醉方法(核对麻醉剂,先打皮丘、再逐层麻醉至骨膜,询问患者是否还有疼痛感)	10	
		(5) 操作者左手拇指和食指固定穿刺部位,右手持骨髓穿刺针与骨面垂直刺入,当穿刺针针尖接触骨质后,沿穿刺针的针体长轴左右旋转穿刺针,并向前推进,缓缓刺入骨质,使穿刺针牢牢固定在骨内,拔出穿刺针针芯,接上干燥的 10 mL(或 20 mL)注射器,用适当的力量抽取骨髓液,抽取 0.2 mL 骨髓液滴在载玻片上,供助手立即制备骨髓液涂片,骨髓液抽取完毕,重新插入针芯,将穿刺针拔出,再次用安尔碘消毒针孔后将无菌纱布敷于针孔上,按压 1~2 min 后(血小板低下的按压 5 min 以上)确认针孔不再出血后用胶布加压固定。嘱患者伤口避水 3 天	30	
		(6) 观察患者反应及处理,告知患者相关术后注意事项	10	
		(7) 清洁整理操作物品,正确处理医疗废物	5	
总体评价	10	(1) 操作熟练、稳重,操作顺序有条理、不慌乱,有无菌意识 (2) 操作过程用力得当,操作中时刻注意患者的生命体征,做好患者的安抚工作,态度和蔼,耐心解释,消除患者紧张情绪,操作时态度认真严谨	10	
总分	100	总体评价: 优秀 合格 差 (请打√)	得分	

八、腰椎穿刺术

【场景】

某日,急诊室内,一位男性患者被家属送来就诊。患者 28 岁,出现头痛、呕吐 2 天,家属反映其 1 周前有感冒病史,后持续发热 5 天,体温达 37.5～38.5℃,但未予重视。入院以后查体:神志清,体温 38.0℃,颈部抵抗,克氏征(＋),四肢活动正常,双侧 Babinski 征阴性。

问题一:作为诊治医生,该患者你首先考虑何诊断? 通过什么检查可以明确诊断?
答:该患者需要考虑颅内感染。为明确诊断,首先选择腰椎穿刺术,检查脑脊液。

问题二:患者行腰穿检查,脑脊液结果显示:压力 210 mmHg, WBC 150×10⁶/L (以单核细胞为主),蛋白 950 mg/L, RBC 3×10⁶/L。请问该结果有意义吗? 该如何处理?

答:患者的脑脊液检查显示压力、细胞数、蛋白均增高,所以结果证实了"颅内感染"的诊断。

治疗方案:
(1) 积极抗病毒治疗。
(2) 肾上腺皮质类固醇治疗。
(3) 对症支持治疗:包括降温、抗癫痫、镇静、脱水降颅压等。

【操作前准备】

(1) 医生准备:穿刺前向患者说明穿刺的目的及注意事项,以利配合。清洗双手,戴无菌帽和口罩。
(2) 患者准备:穿刺前解小便。穿刺过程中避免移动,若要咳嗽时先通知医生,暂停操作,避免损伤组织和移动穿刺位置。若有不适感及时向医生报告。
(3) 物品准备:治疗盘内备 2%碘酒、75%酒精、无菌棉球、纱布,2%利多卡因,无菌腰椎穿刺包,测压管,无菌手套,胶布,清洁试管,需培养时备培养管等。

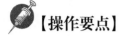

【操作要点】

(1) 准备好腰穿器具,嘱患者靠床沿侧卧,背部与床面垂直,双手抱膝紧贴腹部,头向前胸部屈曲,使躯干成弓形(见图 8-1);或由助手在术者对面用一手抱住患者头部,另一手挽住双下肢腘窝处并用力抱紧,使脊柱尽量后凸以增大腰椎间隙宽度利于穿刺进针。

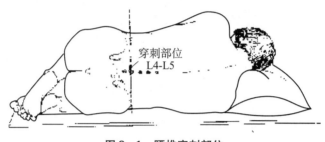

穿刺部位
L4-L5

图 8-1 腰椎穿刺部位

(2) 确定穿刺点:一般以髂后上棘连线与后正中线的交会处为穿刺点,取第 3～4 腰椎棘突间隙,有时也可在上一或下一腰椎间隙进行。

(3) 常规消毒皮肤后戴无菌手套铺消毒洞巾,用 2% 利多卡因作局部浸润麻醉。自穿刺点进针后稍斜向头侧徐徐推进,逐层浸润皮内、皮下到棘间韧带等深部组织,然后拔针。

(4) 术者用左手拇、示两指固定穿刺点皮肤,右手持穿刺针按上述穿刺点及方向缓慢刺入。成人进针深度为 4～6 cm,儿童为 2～4 cm。当针头穿过韧带与硬脑膜时,可感到阻力突然消失有落空感。此时可将针芯慢慢抽出(防止脑脊液迅速流出,造成脑疝),即可见无色透明脑脊液流出。

(5) 在放液前先接上测压管测量压力,准确读数,也可计数脑脊液滴数估计压力(正常为 70～180 mmH₂O 或 40～50 滴/min)。若压力不高,可令助手压迫一侧颈静脉约 10 s,然后再压另一侧,最后同时按压双侧颈静脉,若脑脊液压力迅速升高 1 倍左右,解除压迫后 10～20 s,又迅速降至原来水平,表示蛛网膜下腔通畅;若压迫静脉后压力不升高,表示蛛网膜下腔完全阻塞;若压迫后压力缓慢上升,放松后又缓慢下降,表示不完全阻塞。此称为 Queckenstedt 试验。凡颅内压增高者,禁做此试验。撤去测压管,收集脑脊液 2～5 mL 加送检常规、生化等;如做培养,应用无菌操作法留标本。

(6) 如做脑膜白血病治疗,通常以 4 mL 生理盐水稀释甲氨蝶呤(MTX)10 mg,加地塞米松 5 mg,缓慢椎管内注射,边推边回抽,用脑脊液不断稀释药物浓度,通常在 10 min 内注射完毕。

(7) 术毕,将针芯插入后一起拔出穿刺针,穿刺点用无菌纱布覆盖,胶布固定。术后嘱患者去枕平卧 4～6 h,以免引起术后低颅压性头痛。若患者有头晕或血压高者应平卧 24 h。

【腰椎穿刺术的适应证】

1. 诊断性穿刺

（1）各种中枢神经系统感染。

（2）CT 阴性而临床高度怀疑蛛网膜下腔出血。

（3）脊髓疾病帮助定性。

（4）脊髓造影。

（5）脱髓鞘疾病。

（6）多发性神经根病变。

（7）脑膜癌/瘤病或颅内转移瘤。

（8）低颅压头痛。

2. 治疗性穿刺

（1）蛛网膜下腔出血的脑脊液置换。

（2）颅内感染或化疗需要鞘注。

3. 腰麻

【腰椎穿刺术的禁忌证】

（1）严重颅内压增高或已出现脑疝迹象者。

（2）高颈段脊髓肿物或怀疑后颅窝肿瘤者。

（3）脊髓外伤的急性期。

（4）病情危重者或败血症。

（5）穿刺部位的皮肤、皮下软组织或脊柱有感染。

（6）血液系统疾病有出血倾向者。

（7）使用肝素等药物导致的出血倾向者。

（8）血小板 $<50\times10^9/L$ 者。

【并发症】

（1）穿刺后头痛。

（2）出血。

（3）感染。

（4）脑疝。

🤜【临床经验】

（1）手术过程中若患者出现臀部或腿部电击样痛感，可能是穿刺针碰触到神经根所致，应立即停止操作，并将针头移开。

（2）患者术后有轻微恶心、呕吐、头晕、头痛者，可嘱其平卧休息，必要时给予镇静止吐、止痛剂。

（3）低颅压综合征：多因穿刺针过粗，穿刺技术不熟练或术后起床过早，使脑脊液自脊膜穿刺孔不断外流所致。患者于坐起后头痛明显加剧，严重者伴有恶心呕吐或眩晕、昏厥、平卧或头低位时头痛等即可减轻或缓解。少数尚可出现意识障碍、精神症状、脑膜刺激征等，约持续一至数日。故应使用细针穿刺，术后去枕平卧（最好俯卧）4～6 h，并多饮开水（忌饮浓茶、糖水）常可预防之；如已发生，除嘱病员继续平卧和多饮开水外，还可酌情静注蒸馏水 10～15 mL 或静滴 5％葡萄盐水 500～1 000 mL，1～2 次/天，数日，常可治愈。也可再次腰穿在椎管内或硬脊膜外注入生理盐水 20～30 mL，消除硬脊膜外间隙的负压以阻止脑脊液继续漏出。

（4）脑疝形成：在颅内压增高（特别是颅内占位性病变）时，当腰穿放液过多过快时，可在穿刺当时或术后数小时内发生脑疝，故应严加注意和预防。如不幸一旦出现，应立即采取相应抢救措施，如静脉注射 20％甘露醇 200～400 mL 和高渗利尿脱水剂等，必要时还可自脑室穿刺放液和自椎管内快速推注生理盐水 40～80 mL，但一般较难奏效。

⚡【注意事项】

（1）严格掌握禁忌证，凡疑有颅内压升高者必须先做眼底检查，如有明显视乳盘水肿或有脑出血先兆者，禁忌穿刺。

（2）严格无菌操作，穿刺时避免引起微血管损伤，采集脑脊液应立即送检。放脑脊液时勿过快，防止脑疝。

（3）配合操作要熟练，避免粗暴，拔针时应缓慢，以免形成脑脊液漏。

（4）穿刺前向患者说明穿刺的意义及注意事项，以利配合。

（5）穿刺过程中，注意观察患者面色、意识、瞳孔、脉搏，呼吸的改变。发现异常立即向医师报告，停止操作并协助抢救。

（6）术后出现头痛且有体温升高者，应严密观察有无脑膜炎发生。患者有恶心、呕吐、头晕、头痛者，可让其平卧休息，必要时按医嘱给予镇静止吐、止痛剂。

（7）鞘内给药时，应先放出等量脑脊液，然后再等量置换性注入药液，避免引起颅内压过高或过低性头痛。

【相关口试题目】

(1) 腰椎穿刺术检查的禁忌证是什么？

(2) 如何确定腰椎穿刺术的部位？

(3) 反映蛛网膜下腔是否梗阻应做哪项试验？

(4) 正常脑脊液压力是多少？

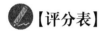**【评分表】**

表8-1为成人腰椎穿刺术考核评分标准。

表 8-1　成人腰椎穿刺术考核评分标准

项目	项目分	内容及评分标准	满分	得分
术前准备	20	(1) 检查准备物品：腰椎穿刺包、测压管、无菌手套、5 mL 注射器一副、治疗盘、弯盘、2%利多卡因、0.5%聚维酮碘、无菌纱布、胶带、标本容器	5	
		(2) 核对患者的一般信息(姓名、腰穿的目的)	5	
		(3) 签署腰穿同意书，正确戴好口罩、帽子及其他防护措施	5	
		(4) 检查患者基本生命体征，安抚、取得患者同意配合	5	
操作过程	70	(1) 操作者正确戴好口罩、帽子	5	
		(2) 操作者手清洁和消毒	5	
		(3) 检查腰椎穿刺模型是否能正常使用	5	
		(4) 正确选择体位：左侧卧位，全身屈曲，曲颈弯腰抱膝(可以口述) 正确选择穿刺点：髂嵴连线与第四腰椎棘突连线处，首选L4/5，次选 L3/4 或 L5/S1(可以口述)	5	
		(5) 无菌消毒：严格按照无菌操作的要求，穿刺点先用消毒棉球从内向外消毒，重复3次，戴无菌手套，铺上消毒孔巾	5	
		(6) 局部麻醉：用2%利多卡因 1~2 mL 先在穿刺点表面做一皮丘，然后沿着穿刺点垂直皮肤进针做皮内、皮下浸润麻醉，要有回抽无血再麻醉的概念	10	
		(7) 穿刺：局麻后，用左手固定穿刺点，右手持针，方向与背平面横轴垂直，缓慢刺入，穿破硬脑膜，进入蛛网膜下腔，拔出针芯，有脑脊液流出	10	
		(8) 测压：放脑脊液前先接上测压管，测压前先让患者放松身体，伸直下肢，脑脊液在测压管内上升到一定水平，随呼吸轻微波动，可以读值(可以口述) 取液：收集脑脊液，送样化验	10	

（续表）

项目	项目分	内容及评分标准	满分	得分
		（9）手术后，放入针芯，拔出穿刺针，穿刺点加压止血，敷上消毒纱布，用胶布固定	5	
		（10）手术后观察患者穿刺点有无出血，嘱患者去枕平卧 4～6 h	5	
		（11）物品基本复原、废料销毁、丢弃到正确的位置	5	
总体评价	10	（1）操作熟练、稳重，操作顺序有条理、不慌乱，有无菌意识 （2）行穿刺术时用力得当，操作中时刻注意患者的脉搏、呼吸，操作时态度认真严谨，沟通时有礼貌 （3）时间把握得当	10	
总分	100	总体评价：优秀　合格　差　（请打√）	得分	

九、心包穿刺术及心脏听诊

【场景】

心内科病房,一男性患者,60岁,因"胸闷气促进行性加重1月余"收治入院。辅助检查如图9-1(胸片)、图9-2(心彩超)所示。

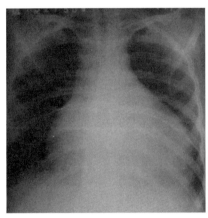

图9-1 胸片

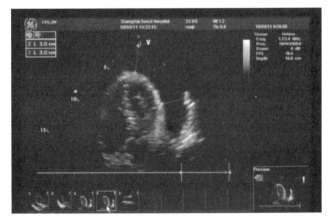

图9-2 心彩超

问题一: 作为诊治医生,请给出初步诊断? 并进行心脏听诊。

答: 心包积液。

1)心脏瓣膜听诊区

(1)二尖瓣区(心尖区):位于心尖搏动最强点,正常人在胸骨左缘第5肋间左锁骨中线稍内侧。

(2)肺动脉瓣区:胸骨左缘第2肋间。

(3)主动脉瓣区:胸骨右缘第2肋间。

(4)主动脉瓣第2听诊区:胸骨左缘第3、4肋间。

(5)三尖瓣区:胸骨体下端左缘或右缘。

2)听诊顺序

听诊顺序：二尖瓣区(心尖区)→肺动脉瓣区→主动脉瓣区→主动脉瓣第2听诊区→三尖瓣区。

3) 听诊内容(时间1 min,或口述)

听诊内容包括：心率、心律、心音、额外心音、杂音、心包摩擦音。

问题二：为了明确诊断,下一步你会采取什么措施?

答：心包穿刺。

问题三：心包穿刺术的目的是什么?

答：(1) 明确心包积液的病因。

(2) 抽取心包积液,以解除填塞症状。

(3) 心包腔内注入药物。

根据心包填塞是否存在分为2种。①诊断学穿刺：为择期手术,应在完善各种检查的基础上进行。②解除填塞：出现心包填塞,尤其是在患者血流动力学受影响时,为紧急手术,应在完善必要检查下尽早进行。

 【操作前准备】

1. 医生准备

(1) 术前对患者询问病史、体格检查、心电图、X线及超声波检查,确认有心包积液,用超声波确定穿刺部位。

(2) 与患者或家属沟通解释操作目的,操作简要过程,取得理解与配合,签署手术同意书。

(3) 根据所选部位进行局部备皮。

(4) 清洗双手,戴无菌帽和口罩。

2. 物品准备

(1) 常规消毒治疗盘；无菌心包穿刺包,内有心包穿刺针(针座接胶管),5 mL和50 mL注射器,血管钳、洞巾、纱布。

(2) 其他用物如2%利多卡因,试管,量杯和引流袋等。

(3) 备用心电监护,心电图机,抢救药品,心脏除颤器和人工呼吸器。

(4) 需要时备输液或输血用物。

 【操作要点】

(1) 体位参考及部位选择：患者一般取坐位或半卧位,暴露前胸、上腹部。选择积液量多的位置,但应尽可能使穿刺部位离心包最近,同时尽量远离、避免损伤周围脏器。可由超声心动图来确定穿刺方向。最常用的部位为剑突下和心尖部。

（2）消毒局部皮肤，覆盖消毒洞巾，在穿刺点自皮肤至心包壁层做局部麻醉。

（3）将连于穿刺针的橡胶皮管夹闭，穿刺针在选定且局麻后的部位进针，具体方法为，①剑突下穿刺：在剑突与左肋弓夹角处进针，穿刺针与腹壁成 $30°\sim45°$ 角，向上、向后并稍向左侧进入心包腔后下部；②心尖部穿刺：在左侧第 5 肋间或第 6 肋间浊音界内 2 cm 左右的部位进针，沿肋骨上缘向背部并稍向正中线进入心包腔；③超声定位穿刺：沿超声确定的部位、方向及深度进针（见图 9-3）。

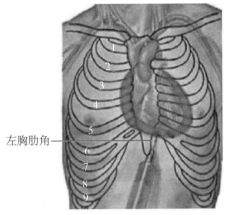

左胸肋角——

图 9-3　心尖部途径剑突下途径

（4）缓慢进针，待针锋抵抗感突然消失时，提示穿刺针已进入心包腔，感到心脏搏动撞击针尖时，应稍退针少许，以免划伤心脏，同时固定针体；若达到测量的深度，仍无液体流出可退针至皮下，略改变穿刺方向后再试。

（5）进入心包腔后，助手将注射器接于橡皮管上，放开钳夹处，缓慢抽液，当针管吸满后，取下针管前，应先用止血钳夹闭橡皮管，以防空气进入。记录抽液量，留标本送检。如使用的是套管针，在确认有心包积液流出后，一边退出针芯，一边送进套管。固定套管，接注射器，缓慢抽取积液。记录抽液量，留标本送检。

（6）抽液速度宜缓慢，首次抽液量以 100 mL 左右为宜，以后每次抽液 300～500 mL，避免抽液过多导致肺水肿。助手应注意随时夹闭胶管，防止空气进入心包腔。

（7）术中密切观察患者的脉搏、面色、心律、心率变化，如有胸痛，气促等情况，应立即停止穿刺，将患者置于平卧位，并给予适当处理。

（8）抽液完毕，拔出针头或套管，覆盖消毒纱布，压迫数分钟，并以胶布固定。

 【可能发生的并发症】

主要并发症包括：出血、感染、血管损伤、心律失常以及周围组织损伤等。

（1）肺损伤、肝损伤。最好有超声心动图定位，选择合适的进针部位及方向，避免损伤周围脏器。

（2）心肌损伤及冠状动脉损伤引起出血。选择积液量多的部位，并尽可能使穿刺部位离心包最近，术前用超声心动图定位，测量从穿刺部位至心包的距离，以决定进针的深度，同时缓慢进针。监测患者血压、血红蛋白，严密观察有无出现心脏压塞症状，并采取相应的抢救措施。

（3）心律失常。穿刺针损伤心肌时，可出现心律失常。术中应缓慢进针，注意进针的深度。一旦出现心律失常，立即后退穿刺针少许，观察心律变化。

（4）感染。严格遵守无菌操作，穿刺部位充分消毒，避免感染。持续心包引流的患者可酌情使用抗生素。

（5）急性肺水肿。一次大量抽取积液导致回心血量骤增而发生。抽液量第一次不宜超过 100～200 mL，以后再抽渐增到 300～500 mL。抽液速度要慢，过快、过多，使大量血回心可导致肺水肿。

⚡【注意事项】

（1）严格执行查对制度。

（2）严格无菌操作，以防感染。

（3）严格掌握适应证。由于手术有一定危险性，应由有经验医师操作或指导，并应在心电监护下进行穿刺，较为安全。

（4）术前须进行心脏超声检查，确定液平段大小与穿刺部位，选液平段最大、距体表最近点作为穿刺部位，或在超声显像指导下进行穿刺抽液更为准确、安全。

（5）术前应向患者做好解释，消除顾虑，并嘱其在穿刺过程中切勿咳嗽或深呼吸。麻醉要完善，以免因疼痛引起神经源性休克。

（6）抽液量第 1 次不宜超过 100～200 mL，以后再抽渐增到 300～500 mL。抽液速度要慢，过快、过多，使大量血回心可导致肺水肿。

（7）引流液有血时，要注意是否凝固，血性心包积液是不凝固的，如抽出的液体很快凝固，则提示损伤了心肌或动脉，应立即停止抽液，严密观察有无出现心脏压塞症状，并采取相应的抢救措施。

（8）取下空针前夹闭橡皮管，以防空气进入。

（9）术中、术后均需密切观察呼吸、血压、脉搏等的变化。

✏️【评分表】

表 9-1、表 9-2 为心脏听诊考核评分表。

表 9-1　心脏听诊考核评分表

项目	项目分	内容及评分标准	满分	得分
术前准备	15	（1）核对患者的姓名、床号	5	
		（2）解释，取得患者同意和配合	5	
		（3）注意听诊器温度	5	
操作过程	65	（1）考生能指出 5 个听诊区的名称和位置 二尖瓣区（又称心尖区）位于心尖搏动最强点，正常位于左锁骨中线内侧第 5 肋间处 肺动脉瓣在胸骨左缘第 2 肋间 主动脉瓣区在胸骨右缘第 2 肋间 主动脉瓣第 2 听诊区在胸骨左缘第 3 肋间 三尖瓣区在胸骨下端左缘，即胸骨左缘第 4～5 肋间	30	

（续表）

项目	项目分	内容及评分标准	满分	得分
		（2）听诊演示顺序正确 从二尖瓣区开始→肺动脉瓣区→主动脉瓣区→主动脉第2听诊区→三尖瓣区。逆时针方向	15	
		（3）描述各瓣膜区的听诊结果（心率、心律、心音、额外心音、杂音、心包摩擦音）	20	
总体评价	20	（1）操作熟练稳重，操作顺序有条理、不慌乱 （2）时间把握得当，时间控制在3 min内 （3）操作时态度认真严谨，沟通时有礼貌 （4）注意保护患者隐私，检查后为患者将衣扣扣好	20	
总分	100	总体评价：优秀　合格　差　（请打√）	得分	

表9-2　心包穿刺术评分表

项目	项目分	内容及评分标准	满分	得分
操作前准备	5	（1）准备和检查物品是否齐全完好	1	
		（2）核对患者的姓名、床号	1	
		（3）解释心包穿刺的目的，安抚、取得患者同意配合	3	
操作过程	65	（1）操作者正确戴好口罩、帽子，消毒操作部位皮肤，消毒范围和方法正确	5	
		（2）正确戴无菌手套，打开心包穿刺包，检查器械是否正常完好，针头、空针及乳胶管是否通畅	5	
		（3）在心尖部或剑突下缓慢进针，待针尖抵抗感突然消失时，提示穿刺针已进入心包腔，感到心脏搏动撞击针尖时，应稍退针少许，以免划伤心脏，同时固定针体；若达到测量的深度，仍无液体流出可退针至皮下，略改变穿刺方向后再试	15	
		（4）进入心包腔后，助手将注射器接于橡皮管上，放开钳夹处，缓慢抽液，当针管吸满后，取下针管前，应先用止血钳夹闭橡皮管，以防空气进入。记录抽液量，留标本送检。如使用的是套管针，在确认有心包积液流出后，一边退出针芯，一边送进套管。固定套管，接注射器，缓慢抽取积液。固定穿刺针的方向及深度	10	
		（5）抽动针筒活塞，采集心包积液标本，记录抽液量，分送检查，抽液量第一次不宜超过100～200 mL，以后再抽渐增到300～500 mL。（如是心包填塞患者，可抽液至症状缓解）（需口述，无口述给半分数）	10	
		（6）抽液完毕，拔出针头或套管，覆盖消毒纱布，压迫数分钟，并以胶布固定。按压时间5 min以上	15	
		（7）立即送检标本（需口述，无口述不给分）	5	

（续表）

项目	项目分	内容及评分标准	满分	得分
总体评价	30	（1）操作熟练、无菌观念：操作稳重、熟练，操作顺序有条理、不慌乱，有无菌观念	20	
		（2）爱伤观念、仪表、态度和文明术语：操作时态度认真严谨，沟通时有礼貌，操作轻柔、动作适度	5	
		（3）物品复原整理：物品基本复原，废物废料销毁、丢弃到正确的位置	5	
备注		出现以下情况者，每项倒扣 10 分：注射器在抽取心包积液前有空气；违反无菌原则；废弃针头未放置在相应的容器内		
总分	100	总体评价：优秀 合格 差 （请打√）	得分	

十、穿脱隔离衣

【场景】

患者,女,30岁,近几天自感身体不适,出现咳嗽、咳痰、咯血、盗汗、发热,经过诊治诊断为肺结核传染期。

问题:现在作为诊治医生,要进入患者病房进行查房,应如何做好自身防护,避免交叉感染?

答:进出病房必须穿脱隔离衣。

【操作前准备】

(1)备齐用物:挂衣架、隔离衣一件,衣钩、脸盆、刷子。

(2)医护人员自身准备:取下手表、听诊器;卷袖过肘。

(3)洗手,戴口罩、帽子。

【评估】

(1)环境:清洁、宽敞。

(2)物品齐全。

(3)明确隔离类型。

【操作过程】

1.穿隔离衣法

(1)取衣:手持衣领从衣钩上取下隔离衣,清洁面向自己,将衣领的两端向外,向领中央折齐,右手示、中和环指分别插入衣领的各折叠处,拇、小指在外持住衣领对齐户缝,露出袖笼。

(2) 检查：大小长短是否合适、有无潮湿及破损。

(3) 穿衣袖：左手伸入袖内，右手持衣领向上拉，使左手露出来。换左手持衣领，右手伸入袖内，举手将袖抖上。注意勿触及面部。

(4) 系衣领，扣肩扣、袖扣：两手持衣领，由领子中央顺着边缘向后将领扣扣好；再扣好肩扣、袖扣（此时手已被污染）。

(5) 系腰带：从隔离衣一边（腋中线位置，约在腰下 5 cm 处）开始，扭住衣服正面边缘，逐渐向前拉，至边缘 2～3 cm 处纵向捏起，另一边同法（注意手勿触及衣的内面）。两侧对其向后拉，向一侧按压折叠，腰带在背后交叉后，在身前打一活结，注意勿使折处松散。

(6) 扣下摆扣：跨半步屈膝扣下摆扣。

2. 脱隔离衣法

(1) 解下摆扣。

(2) 解腰带：解开腰带并在前面打一活结，腰带末端不低于下摆。

(3) 解袖口：解开两袖口及肩扣子，在肘部将部分袖子塞入上臂衣袖内，尽量暴露双手前臂，便于刷洗消毒。

(4) 手消毒：双手于消毒液中浸泡清洗，用毛刷刷手，擦干双手。刷手顺序为：前臂、腕部、手背、手掌、指缝、指甲、指尖。每只手刷半分钟后用流水冲净，再重复刷洗一次（共 2 min）。流水冲洗时，腕部应低于肘部，使污水从前臂流向指尖。

(5) 解开领扣，脱隔离衣：解开领口，右手伸入左侧衣袖里拉下衣袖过手，用遮盖的左手握住右手隔离衣袖外面将袖拉下，然后双手先后平行退出。

(6) 挂衣：两手握住领子，将隔离衣两边对齐（如挂在半污染区的隔离衣，清洁面向外，挂在污染区的隔离衣，污染面在外），挂在衣钩上。

【注意事项】

(1) 保持隔离衣领部清洁，系领扣时勿将衣袖和袖带触碰到面部、衣领及工作帽等处。

(2) 隔离衣需长短合适，全部遮盖住工作服，无破损。

(3) 穿隔离衣时应避免接触清洁物；穿隔离衣后只限在规定区域内工作，不允许进入清洁区及走廊。

(4) 穿好隔离衣后，双臂保持在腰以上。

(5) 隔离衣必须每天更换，如有潮湿或者清洁面被污染，应立即更换；接触不同病种患者时也应该更换隔离衣。

【评分表】

表 10－1 为穿脱隔离衣评分表。

表 10-1　穿脱隔离衣评分表

项目	项目分	内容及评分标准	标准分	得分
操作前准备	6	(1) 操作者正确戴好口罩帽子	4	
		(2) 消毒液洗手	2	
操作过程	88	(1) 取下手表饰品,卷袖过肘	4	
		(2) 手持衣领取下隔离衣,清洁面朝向穿衣者	8	
		(3) 左手伸入袖内,右手持衣领向上拉,使左手露出来。换左手持衣领,右手伸入袖内,举手将袖抖上。注意勿触及面部	16	
		(4) 两手持衣领,由领子中央顺着边缘向后将领扣扣好;再扣好肩扣、袖扣	6	
		(5) 从隔离衣一边(腋中线位置,约在腰下 5 cm 处)开始,扭住衣服正面边缘,逐渐向前拉,至边缘 2~3 cm 处纵向捏起,另一边同法(注意手勿触及衣的内面)。两侧对其向后拉,向一侧按压折叠,腰带在背后交叉后,在身前打一活结	18	
		(6) 解下摆扣,解腰带,解袖口,暴露双手前臂,手消毒(口述)	24	
		(7) 解开领扣,脱隔离衣,挂衣:解开领口,右手伸入左侧衣袖里拉下衣袖过手,用遮盖的左手握住右手隔离衣袖外面将袖拉下,然后双手先后平行退出。两手握住领子,将隔离衣两边对齐(如挂在半污染区的隔离衣,清洁面向外,挂在污染区的隔离衣,污染面在外),挂在衣钩上	12	
总体评价	6	操作熟练、流程正确、不污染、物品复原整理	6	
总分	100	总体评价:优秀　合格　差　(请打√)	得分	

十一、股静脉置管

【场景】

外科急诊接收一男性患者,32岁,因"腰部受撞击3h"入院,查体:面色苍白,冷汗,测血压90 mmHg/50 mmHg,心率120次/分,腹部膨隆,板状腹。

【问题】

作为诊治医生,此时你考虑患者存在什么问题,需要做何处理?

答:患者腹腔内出血导致失血性休克可能性大,首先应开放深静脉(股静脉置管),立即抗休克治疗,同时行腹部CT平扫明确出血部位,行急诊手术。

【操作前准备】

(1)物品及器材:套管针、穿刺针、导引钢丝、深静脉导管等。

70%~75%酒精或安尔碘等消毒液;1%或2%利多卡因;无菌手套;无菌穿刺包等。

市场上常供应配备完善的一次性中心静脉穿刺包。

(2)医生准备:与患者家属沟通病情并签署知情同意书。

(3)患者准备:患者取平卧位,膝关节微屈,臀部稍垫高,髋关节伸直并稍外展外旋。

【操作关键步骤】

(1)确定穿刺点的部位,多选择右侧股静脉。

(2)局部消毒铺巾。

(3)穿刺点以1%利多卡因局部浸润麻醉。

(4)在腹股沟韧带中部下方2~3 cm处,触摸股动脉搏动,确定股动脉走行。方法是左手示、中、环指并拢,成一直线,置于股动脉上方。临床上若患者因过度肥胖或高度水肿致股

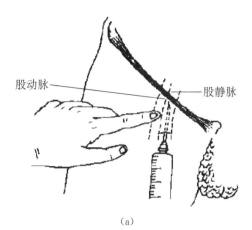

（a）

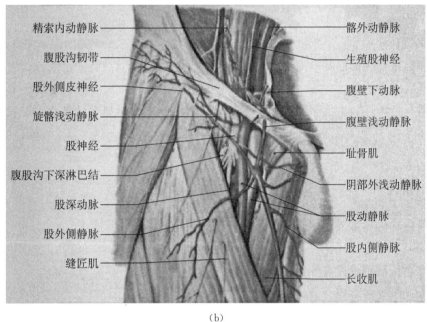

（b）

图 11-1 股静脉解剖位置及穿刺点

（a）股静脉穿刺点；（b）股静脉解剖

动脉搏动摸不到时，穿刺点可选在髂前上棘与耻骨结节连线的中、内 1/3 段交界点下方 2～3 cm 处，穿刺点不可过低，以免穿透大隐静脉根部。

（5）能摸到股动脉搏动时，手指感觉摸实动脉的走行线，以股动脉内侧 0.5 cm 与腹股沟韧带下方 2 cm 交点为穿刺点。

（6）在进针过程中保持注射器内轻度持续负压，便能及时判断针尖是否已进入静脉。一经穿刺成功，认准方向、角度和进针深度后拔出试探针。

（7）按试穿针的角度、方向及深度改用 18 G 穿刺针进行穿刺，边进针边回抽血，抽到静脉血表示针尖位于股静脉。

（8）若穿入较深，针尖穿破股静脉，则可慢慢退出，边退针边回抽。

（9）抽到静脉血后，减小穿刺针与皮肤的角度，当血液回抽和注入十分通畅时，固定好穿刺针位置,不可移动。

(10) 从 18 G 穿刺针内插入导引钢丝,插入时不应遇到阻力,有阻力时应调整穿刺针位置,包括角度、斜面方向和深浅等,或再接上注射器回抽血液直至通畅为止。

(11) 插入导引钢丝后退出穿刺针。

(12) 将导管套在导引钢丝外面,导管尖端接近穿刺点,待导管进入颈内静脉后,边退钢丝,边插导管。

(13) 一般成人,留置导管 12～15 cm,退出钢丝,回抽血液通畅,连接输液器或肝素帽。

(14) 导管固定处与皮肤缝合固定。敷料覆盖。

【适应证】

(1) 快速补液治疗。

(2) 刺激性药物的静脉输液治疗,避免静脉炎的发生。

(3) 静脉营养途径。

(4) 进行危险性较大的手术或手术本身会引起血流动力学显著的变化,如嗜铬细胞瘤、大动脉瘤和心内直视手术等。

【禁忌证】

(1) 凝血功能异常或近期有血栓形成病史。

(2) 穿刺区域恶性病变。

(3) 穿刺区域感染或有外伤、手术史。

(4) 躁动不安极不配合者,或对血管穿刺极度恐惧的患者。

【并发症及解决办法】

(1) 感染。与无菌技术不规范和不及时换药有关,免疫力低下患者更易感染。严格无菌技术,遵医嘱给予抗生素治疗,加强换药,细菌培养。

(2) 下肢静脉血栓形成和肺栓塞。

(3) 动静脉瘘。

(4) 假性静脉瘤。

(5) 出血和血肿:局部压迫。

(6) 穿透大隐静脉根部(穿刺点过低)。

(7) 气体栓塞:在置管、更换正压接头、输液时,严格排气。

(8) 导管阻塞:药物配伍禁忌,药物之间不相溶,未经盐水冲管就用肝素封管,脂肪乳剂沉淀引起或血管内膜损伤,正压封管不严格引起。

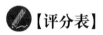**【注意事项(补充及扩展)】**

(1) 本操作为有创性治疗,进行操作前医师应慎重考虑本操作的适应证与禁忌证,并将本操作的并发症向患者及家属讲明。进行本操作前需患者及家属在操作同意书上签字。

(2) 股静脉穿刺的要点,关键在于找准动脉搏动的位置,左手摸到股动脉位置后,穿刺时左手不宜压迫动脉过紧,以免在左手的压迫下使静脉移位。

(3) 股静脉的穿刺点旁开股动脉 0.5 cm 即可,如旁开 1 cm,有时易导致股静脉在穿刺点近动脉侧,如此进针易穿到动脉。

(4) 小腿是否成 90°角并不关键,如遇到肥胖者或体位不理想者,适当加大一些穿刺的角度或把穿刺点更靠近腹股沟韧带一点可能会好一些。

(5) 穿刺点下方的硬节可能为误穿股动脉后出现的渗血所致,不要在此处反复穿刺。

(6) 有时静脉靠在动脉的后面。股静脉穿刺时,切不可盲目用穿刺针向腹部方向无限制地进针,以免将穿刺针穿入腹腔,引起并发症。

【评分表】

表 11-1 为股静脉置管评分表。

表 11-1　股静脉置管评分表

项目	项目分	内容及评分标准	标准分	得分
操作前准备	5	核对患者的姓名、性别、床号;与患者或家属谈话,做好解释工作,取得患者同意,争取清醒患者配合 准备和检查物品是否齐全完好,中心静脉穿刺包、消毒药水、局麻药、无菌手套、肝素帽等;操作前场地准备(要求在灭菌消毒房间内进行)	10	
操作过程	22	操作者正确戴好口罩、帽子 消毒洗手液洗手	5	
		患者取平卧位,膝关节微屈,臀部稍垫高,髋关节伸直并稍外展外旋	5	
		一般首选右侧股静脉,以股动脉内侧 0.5 cm 与腹股沟韧带下方 2 cm 交点为穿刺点	10	
		穿刺点皮肤消毒 3 遍,消毒范围直径为 15 cm 操作者立于患者穿刺侧,戴无菌手套,打开穿刺包,检查器械,铺洞巾 穿刺点处皮内、皮下浸润麻醉	10	
		用左手示指、中指摸清股动脉搏动,右手持试穿针,针干与皮肤呈 45°～60°角,从动脉搏动内侧约 0.5～1.0 cm 刺入回抽有暗红血液流出	20	

（续表）

项目	项目分	内容及评分标准	标准分	得分
		一经穿刺成功,认准方向、角度和进针深度后拔出试穿针。按试穿针的角度、方向及深度改用 18G 穿刺针进行穿刺,回抽有暗红血液流出,固定好穿刺针,依次置入导丝,扩张器,中心静脉导管;留置深度 12～15 cm,穿刺成功后应将导管内的气体抽出,连接输液器或肝素帽,妥善固定	25	
总体评价	15	操作稳重、熟练,顺序有条理、不慌乱	5	
		爱伤观念、文明用语、仪表、态度 操作用力得当不粗暴,操作中时刻注意患者的反应,操作时态度认真严谨,沟通时有礼貌	5	
		手术器具整理 操作、答题总时间控制在 10 min 内,收拾妥当操作用器具,勿遗留在诊疗床上,将医疗废弃物放入指定地点	5	
总分	100	总体评价:优秀　合格　差　(请打√)	得分	

十二、心电图操作

【场景】

"120"接诊一患者,年龄 60 岁,胸口闷痛 2 h 不能缓解,询问病史,有高血压病史 20 年,吸烟史 30 年,半年前曾有类似发作,时间较短未予重视。

问题一:根据病史,初步考虑哪方面疾病?
答:心血管系统疾病。

问题二:此时最需要做的检查是什么?
答:心电图检查。

【对环境的要求】

(1) 室内要求保持温暖(不低于 18℃),以避免因寒冷而引起的肌电干扰。

(2) 使用交流电源的心电图机必须接可靠的专用地线(接地电阻应低于 0.5Ω)。

(3) 放置心电图机的位置应使其电源线尽可能远离诊察床和导联电缆,床旁不要摆放其他电器具(不论通电否)及穿行的电源线。

(4) 诊察的宽度不应窄于 80 cm,以免肢体紧张而引起肌电干扰,如果诊察床的一侧靠墙,则必须确定墙内无电线穿过。

【操作前准备】

(1) 对初次接受心电图检查者,必须事先做好解释工作,消除紧张心理。

(2) 在每次做常规心电图之前受检者应经充分休息,解开上衣,在描记心电图时要放松肢体,保持平静呼吸。

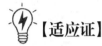

【适应证】

适用于各种心律失常、心脏传导阻滞、心肌梗死、电解质紊乱、心脏房室肥大、心肌损害、供血不足等。

【皮肤处理和电极安置】

（1）如放置电极部位的皮肤有污垢或毛发过多，则应预先清洁皮肤或剃毛。

（2）应该用电膏（剂型分为：糊剂、霜剂和溶液等）涂擦放置电极处的皮肤，而不应该只把导电膏涂在电极上。或用棉球蘸生理盐水或酒精代替导电膏。

（3）严格按照国际统一标准，准确安放常规 12 导联心电图电极（见图 12-1）。必要时应加做其他胸壁导联，女性乳房下垂者应托起乳房，将 V_3、V_4、V_5 电极安放在乳房下缘胸壁上，而不应该安置在乳房上。

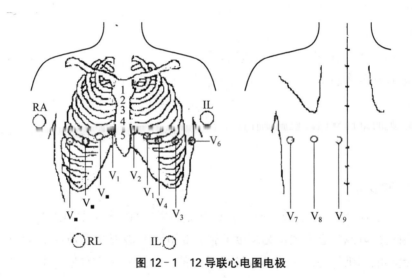

图 12-1 12 导联心电图电极

（4）描记 V_7、V_8、V_9 导联心电图时，必须仰卧位，而不应该在侧卧位时描记心电图。因此，背部的电极最好为扁的吸杯电极，或临时贴一次性心电监护电极并上连接导线代替。

（5）不要为了图方便，将接左、右下肢的电极都放在一侧下肢，因为目前的心电图机都装有"右下肢反驱动"电路，它能有效地抑制交流电干扰，上述做法等于取消了此项功能，从而降低了抗交流电干扰的性能。此时操作者虽然可以用"交流电滤波"来减轻干扰，但是会使心电图波形失真。上述情况在使用旧式的心电图机时尤需注意。

【描记心电图】

（1）心电图机的性能必须符合标准。若使用热笔式的记录纸,其热敏感性和储存性应符合标准。单通道记录纸的可记录范围不窄于 40 mm。

（2）无自动描记 1 mV 定标方波的热笔式心电图机,在记录心电图之前必须先描记方波("打标准"),以便观察心电图机的各导联同步性、灵敏度、阻尼和热笔温度是否适当,必要时可按心电图使用说明加以调整,以后每次变换增益后都要再描记一次定标方波。方波勿过宽(约 0.16 s),尽可能与 P、QRS、T 波不重叠。

（3）按照心电图机使用说明进行操作,常规心电图应包括肢体的 Ⅰ、Ⅱ、Ⅲ、aVR、aVL 和胸前导联的 $V_1 \sim V_6$ 共 12 个导联。

（4）疑有或有急性心肌梗死患者首次做常规心电图检查时必须加做 V_7、V_8、V_9,并在胸壁各导联部位用色笔、甲紫或反射治疗标记用的皮肤墨水做上标记,使电极定位准确以便之后动态比较。

（5）疑有右位心或右心梗死者,应加做 V_2R、V_3R、V_4R 导联。

（6）不论使用哪一种机型的心电图机,为了减少心电图波形失真,应该尽量不使用交流电滤波或"肌滤波"。

（7）用手动方式记录心电图时,每次切换导联后,必须等到基线稳定后再启动记录纸,每个导联记录的长度不应少于 3～4 个完整的心动周期(即需记录 4～5 个 QRS 综合波)。

（8）遇到下列情况时应及时做出处理:①如果发现某个胸壁导联有无法解释的异常 T 或 U 波时,则应检查相应的胸壁电极是否松动脱落,若该电极固定良好而部位恰好在心尖搏动最强处,则可重新处理该处皮肤或更换质量较好的电极。若仍无效,则可试将电极的位置稍微偏移一些,此时若波形变为完全正常,则可认为这种异常的 T 波或 U 波是由于心脏冲撞胸壁,使电极的极化电位发生变化而引起的伪差。②如果发现Ⅲ和(或)aVF 导联的 Q 波较深,则应在深呼气后屏住气时,立即重复描记这些导联的心电图。若此时 Q 波明显变浅或消失,则可考虑横膈抬高所致,反之若 Q 波仍较深而宽,则不能除外下壁心肌梗死。③如发现心率>60 次/分而 PR>0.22 s 者,则应取坐位时再记录几个肢体导联心电图,以便确定是否有房室阻滞。

【心电图机的维护】

（1）每天做完心电图后必须洗净电极。用铜合金制成的电极,如发现有锈斑,可用细砂纸擦掉后,再用生理盐水浸泡一夜,使电极表面形成电化性能稳定的薄膜,镀银的电极用水洗净即可,使用时应避免擦伤镀银层。

（2）导联电缆的芯线或屏蔽层容易损坏,尤其是靠近两端的插头处,因此使用时切忌用力牵拉或扭转,收藏时应盘成直径较大的圆盘,或悬挂放置,避免扭转或锐角折叠。

（3）交直流两用的心电图机，应按说明书的要求定期充电，以利延长电池使用寿命。

（4）心电图主机应避免高温、日晒、受潮、尘土或撞击，用布盖好防尘罩。

（5）由医疗仪器维修部门定期检测心电图机的性能。热笔记录式心电图，应根据记录纸的热敏感性和走纸速度来调整热笔的压力和温度。

【临床心电学的基本知识】

1. 临床心电学的基本知识

（1）正常人的心电图中，记录到的复极波方向常与除极波主波方向一致，与单个心肌细胞不同，因为正常人心室的除极从心内膜向心外膜，而复极则从心外膜开始，向心内膜方向推进。

（2）P波：代表心房除极的电位变化，正常人P波方向在Ⅰ、Ⅱ、aVF、$V_4 \sim V_6$ 导联中均向上，aVR导联向下，其余导联呈双向、倒置、低平均可；P波时间小于 0.12 秒，振幅在肢导联小于 0.25 mV，胸导联小于 0.2 mV。

（3）P-R间期：从P波的起点至QRS波群的起点，代表心房开始除极至心室开始除极的时间，成年人的P-R间期为 0.12～0.20 秒。

（4）QRS波群：代表心室肌除极的电位变化，正常值 0.06～0.10 s，最宽不超过 0.11 秒。正常人 V_1、V_2 导联多呈 rS 型，V_1 的R波一般不超过 1.0 mV；V_5、V_6 导联可呈 qR、qRs、Rs 或 R 型，R波一般不超过 2.5 mV；胸导联R波自 $V_1 \sim V_6$ 逐渐增高，S波逐渐变小。Q波：除 avR 导联外，正常的Q波振幅应小于同导联中R波的 1/4，时间应小于 0.04 s。

（5）J点 QRS波群的终末与ST段起始之交接点。

（6）ST段自QRS波群的终点至T波起点间的线段，代表心室缓慢复极过程。在任何一导联，ST段下移一般不应超过 0.05 mV。

（7）T波代表心室快速复极时的电位变化。振幅一般不应低于同导联R波的 1/10。

（8）Q-T间期：从QRS波群的起点至T波终点，代表心室肌除极和复极全过程所需的时间。其长短与心率有关，心率在 60～100 次/分时，Q-T间期的正常范围应为 0.32～0.44 s。

（9）U波：T波之后 0.02～0.04 s 出现的振幅很低小的波，代表心室后继电位，U波明显增高常见于血钾过低。

2. 心房、心室肥大的心电图表现

（1）右房肥大：P波高尖，振幅≥0.25 mV，以Ⅱ、Ⅲ、aVF导联表现突出，又称"肺型P波"。

（2）左房肥大：P波宽≥0.12 s，常呈双峰，两峰间距≥0.04 s，又称"二尖瓣型P波"。Ptf：P波终末电势，是 V_1 导联负相P波振幅与时间的乘积。左房肥大时，V_1 导联 Ptf≤−0.04 mm·s。

（3）双心房肥大：①P波宽≥0.12 s，振幅≥0.25 mV；②V_1 导联P波高大双相，上下振幅超过正常范围。

(4) 左室肥大：①QRS 波群电压增高，V_5 或 V_6 导联的 R 波>2.5 mV，或 V_5 的 R 波+V_1 的 S 波>4.0 mV(男性)或>3.5 mV(女性)。肢导联：Ⅰ导联的 R 波>1.5 mV，aVL 导联的 R 波>1.2 mV，aVF 导联的 R 波>2.0 mV，或Ⅰ导联的 R 波+Ⅲ导联的 S 波>2.5 mV。②电轴左偏。③QRS 波群时间延长到 0.10～0.11 s，但一般<0.12 s。④伴 ST-T 改变者，称左室肥大伴劳损。

(5) 右室肥大：①V_1 导联 R/S≥1，V_5 导联 R/S≤1；②V_1 导联的 R 波+V_5 导联的 S 波>1.05 mV；③电轴右偏≥+90°。

(6) 双侧心室肥大：①大致正常心电图，因双侧心室电压同时增高，互相抵消。②单侧心室肥大心电图，只表现出一侧心室肥大，而另一侧心室大的图形被掩盖。

3. 心肌缺血与 ST-T 改变

(1) 心内膜下心肌缺血：相应导联 T 波高大直立，ST 段压低。

(2) 心外膜下心肌缺血：相应导联 T 波倒置，ST 段抬高。

(3) 冠状 T 波：冠心病患者心电图上出现倒置深尖、双肢对称的 T 波，反映心外膜下心肌缺血或有透壁性心肌缺血，亦见于心内膜下心梗及透壁性心梗患者。

4. 心肌梗死

(1) 基本图形：①病理性 Q 波(宽≥0.04 s，深≥1/4R)或 QS 波；②S-T 段弓背向上抬高；③对称性 T 波倒置。

(2) 分期：

① 早期(超急性期)　T 波高大，以后迅速出现 ST 段斜型抬高，与高耸直立 T 波相连。持续数分钟至数小时。

② 急性期　高耸 T 波开始降低后出现病理性 Q 波，ST 段弓背向上抬高，抬高显著者可形成单向曲线，继而逐渐下降；T 波由直立变倒置，并逐渐加深。此期持续数小时或数周。

③ 近期(亚急性期)　病理性 Q 波持续，ST 段回到等电位线，T 波由倒置较深变浅，持续数周或数月。

④ 陈旧期(愈合期)　S-T 段和 T 波恢复正常或 T 波持续倒置、低平，趋于恒定不变，仅留下坏死性 Q 波，持续 3～6 月或更长。

(3) 定位：

① 前间壁　$V_1V_2(V_3)$　前壁：$(V_2)V_3V_4(V_5)$　广泛前壁：V_1～V_6。

② 前侧壁　$(V_2)V_3V_4V_5V_6$ Ⅰ aVL　下壁：Ⅱ、Ⅲ、aVF。

③ 侧壁　$(V_5)V_6$ Ⅰ aVL　后壁：V_7、V_8、V_9。

5. 心律失常

(1) 正常窦性心律：窦性 P 波(Ⅱ、Ⅲ、aVF 直立，aVR 倒置)；P 波规则出现，60～100 次/分；P-R 间期≥0.12 s。

(2) 病态窦房结综合征：①持续的窦性心动过缓，心率<50 次/分，且不易用阿托品等药物纠正；②窦性停搏或窦房阻滞；③窦缓基础上出现室上性心律失常(房速、房扑、房

颤等）。

（3）期前收缩：

① 房性期前收缩　期前出现的异位 P′波，P′-R 间期＞0.12s，代偿不完全。

② 室性期前收缩　期前出现的 QRS-T 波前无 P 波；QRS 宽大畸形，时限＞0.12 s；T 波与 QRS 主波方向相反，代偿完全。

③ 交界性期前收缩　期前出现的 QRS-T 波，形态与窦性 QRS 相同；可有逆形 P′波，代偿多完全。

（4）阵发性室上性　室上性期前收缩连续 3 次或 3 次以上，突发突止，频率 160～250 次/分，节律规则，QRS 形态一般正常。

（5）阵发性室性心动过速　室性期前收缩连续 3 次或 3 次以上，频率 140～200 次/分。若能发现 P 波，P 波频率小于 QRS 波频率，房室分离。

（6）房颤　P 波消失，代之以 f 波，f 波频率 350～600 次/分，心室律绝对不规则。

（7）房扑　P 波消失，代之以 F 波，F 波频率 250～350 次/分，心室律一般规则，也可不规则。

（8）心室扑动　无正常 QRS-T 波，呈现相对规则的大振幅波动，频率 200～250 次/分，常不持久，不很快恢复，便转为室颤。

（9）心室颤动　QRS-T 波完全消失，出现大小不等，极不匀齐的低小波，频率 200～500 次/分。

（10）房室传导阻滞（AVB）　①一度 AVB：P-R 间期＞0.20 s；②二度Ⅰ型 AVB：P-R 间期逐渐延长，直至 P 波后 QRS 波群脱落，呈周期性；③二度Ⅱ型 AVB：P-R 间期恒定（正常或延长），部分 P 波后无 QRS 波群；④三度 AVB：P 波与 QRS 波无关，P-P 间距＜R-R 间距，交界性或室性逸搏心律。

（11）完全性右束支传导阻滞　QRS 时限≥0.12 s，V₁ 或 V₂ 导联 QRS 波群呈 rsR′型或 M 型波，V₁、V₂、ST 段轻度压低，T 波倒置。

（12）完全性左束支传导阻滞　QRS 时限≥0.12 s，V₅、V₆、Ⅰ、aVL 导联 R 波增宽，顶峰粗钝或有切迹，V₁、V₂ 呈 rS 波或宽而深的 QS 波。

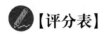
【评分表】

表 12-1 为心电图操作评分标准。

表 12-1　心电图操作评分标准

项目	项目分	内容及评分标准	标准分	得分
准备用物	40	准备用物；检查心电图机性能（正常开机）	20	
		安装心电图走纸	20	

（续表）

项目	项目分	内容及评分标准	标准分	得分
操作步骤	40	涂上导电胶（可用盐水、乙醇棉球代替）	10	
		正确连接导联线	30	
操作后处理	20	粘贴一份心电图报告 注明姓名、年龄、日期及操作者签名等	20	
总分	**100**	**总体评价：优秀　合格　差　（请打√）**	**得分**	

第二部分

外　科

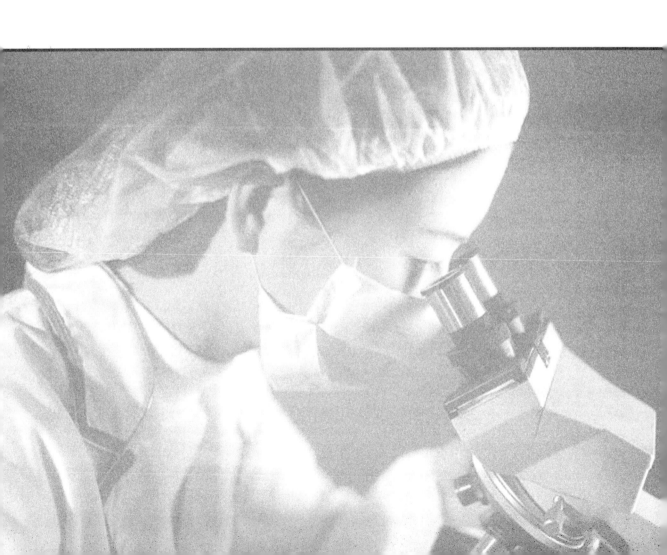

十三、甲状腺体检

【场景】

普通外科之甲乳专科门诊,有一年轻女子拿着体检报告来就诊。自诉:体检发现左颈部肿块1周。

问题一:甲状腺疾病问诊要点有哪些?

答:问诊应该包括以下内容:

(1) 发现甲状腺病灶的途径、当时的大小、进展情况。

(2) 有无甲状腺功能亢进的表现,既往的抗甲状腺药物使用情况。

(3) 有无局部压迫、呼吸困难、声音嘶哑。

(4) 既往的手术史。

(5) 居住地、饮食特点。

问题二:甲状腺肿大分度?

答:共分Ⅲ度。

(1) Ⅰ度:不能看出肿大但能触及者。

(2) Ⅱ度:能看出肿大又能触及,但在胸锁乳突肌以内者。

(3) Ⅲ度:超过胸锁乳突肌外缘者。

问题三:体检要点有哪些?

1. 操作前准备

房间光线明亮,温度适宜,患者端坐,颈部充分暴露。

2. 操作要点

(1) 视诊:观察甲状腺的大小及对称性。正常人甲状腺外观不突出,女性在青春发育期可略增大,检查时嘱被检查者做吞咽动作,可见甲状腺随吞咽动作而向上移动,如不易辨认时,再嘱被检查者两手放于枕后,头向后仰,再进行观察即较明显。

（2）触诊：包括甲状腺峡部和甲状腺侧叶的检查。

① 甲状腺峡部　检查者站于受检查者前面用拇指或站于受检查者后面用示指从胸骨上切迹向上触摸，可感到气管前软组织，判断有无增厚，请受检者吞咽，可感到此软组织在手指下滑动，判断有无长大和肿块。

② 甲状腺侧叶：

（i）前面触诊：一手拇指施压于一叶甲状软骨，将气管推向对侧，另一手示、中指在对侧胸锁乳突肌的后缘向前推挤甲状腺侧叶，拇指在胸锁乳突肌前缘触诊，配合吞咽动作，重复检查，可触及被推挤的甲状腺。用同样方法检查另一叶甲状腺。

（ii）后面触诊：一手中、示指压于一叶甲状软骨，将气管推向对侧，另一手拇指在对侧胸锁乳突肌的后缘向前推挤甲状腺，中指在其前缘触诊甲状腺。再配合吞咽动作，重复检查。用同样的方法检查另一侧甲状腺。（见图 13-1，甲状腺后触诊）

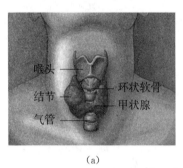
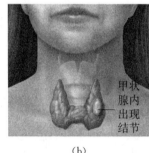
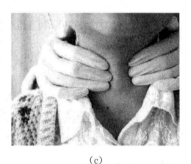

（a）　　　　　　　　　　　（b）　　　　　　　　　　　（c）

图 13-1　甲状腺后触诊

（a）甲状腺位置；（b）甲状腺内出现结节；（c）甲状腺后触诊

（3）听诊：当触到甲状腺肿大时，将钟型听诊器直接放在肿大的甲状腺上，如听到低调的连续性静脉"嗡鸣"音，对诊断甲状腺功能亢进症很有帮助。另外，在弥漫性甲状腺肿伴功能亢进者还可听到收缩期动脉杂音。

（4）注意点：甲状腺触诊检查中，不要忽略了颈部淋巴结的检查，这对于甲状腺病灶的性质诊断有很大意义。告之被检查者头稍低，或偏向检查侧，放松肌肉，有利触诊。医师手指紧贴检查部位，由浅及深进行滑动触诊。一般顺序为耳前、耳后、耳下、乳突区、枕骨下区、颈后三角、颈前三角。

（5）甲状腺检查常用方法有哪些？

甲状腺超声检查，如图 13-2 所示。

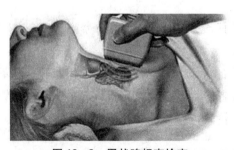

图 13-2　甲状腺超声检查

【评分表】

表 13-1 为甲状腺体格检查考核评分标准。

表 13-1 甲状腺体格检查考核评分标准

项目	项目分	具 体 内 容	分值	扣分
准备工作	10	检查前与患者沟通	3	
		环境准备(光线明亮、温度适宜)	2	
		检查者自身准备(双手温暖,面对对方)	3	
		被检查者准备:颈部充分暴露	2	
操作步骤	80	**视诊**:观察甲状腺的大小及对称性。检查时嘱被检查者做吞咽动作,有无肿大甲状腺随吞咽动作而向上移动	10	
		触诊:① 甲状腺峡部:检查者站于受检查者前面用拇指或站于受检查者后面用示指从胸骨上切迹向上触摸,可感到气管前软组织,判断有无增厚,请受检者吞咽,可感到此软组织在手指下滑动,判断有无长大和肿块	20	
		② 甲状腺侧叶前面触诊:一手拇指施压于一叶甲状软骨,将气管推向对侧,另一手示、中指在对侧胸锁乳突肌的后缘向前推挤甲状腺侧叶,拇指在胸锁乳突肌前缘触诊,配合吞咽动作,重复检查,可触及被推挤的甲状腺。用同样方法检查另一叶甲状腺	20	
		③ 甲状腺侧叶后面触诊:一手中、示指压于一叶甲状软骨,将气管推向对侧,另一手拇指在对侧胸锁乳突肌的后缘向前推挤甲状腺,中指在其前缘触诊甲状腺。再配合吞咽动作,重复检查。用同样的方法检查另一侧甲状腺	20	
		听诊:当触到甲状腺肿大时,将钟型听诊器直接放在肿大的甲状腺上	10	
总体评价	10	操作稳重、熟练,有条理;沟通时有礼貌	10	
总分	**100**	**总体评价:优秀 合格 差 (请打√)**	**得分**	

十四、乳 房 体 检

【场景】

普外科之甲乳专科门诊,有一位 30 岁左右的年轻妈妈带着孩子来门诊。自诉:发现左乳肿块 1 天。6 岁的孩子哭闹着,拽着妈妈要走。

问题一:作为专科接诊医生,此时你该如何处置场面?

答:提供一个温和、人性化的氛围,让孩子停止哭闹,告诉他:医生帮妈妈检查,一会儿就把妈妈还给你。此时可以请护士小姐来帮助带孩子。

问题二:该做哪些必要的问诊? 注意点是什么?

答:问诊内容主要有以下:

(1) 发现乳房肿块的时间、当时的大小、进展的情况、有无乳头溢液、乳房疼痛、发热等伴随症状。

(2) 月经情况、婚育哺乳情况。

(3) 家族疾病情况。

(4) 乳房既往手术活检史,有无外伤,以及药物饮食的情况、精神压力等。

整个问诊过程中需要注意揣摩患者的忧虑,尽可能消除患者的误解、焦虑等情绪。

问题三:体检的要点是什么?

1. 操作前准备

就诊医生需注意房间内的采光、温度,嘱患者端坐或仰卧位,自行解衣,双侧乳房充分暴露。男医生检查女患者时要有女医护人员在场,检查室门要上锁。注意隐私保护和语言沟通,强调人性化。

2. 操作要点

1) 视诊

细致的视诊可获得很有诊断意义的体征。

（1）外形观察。双侧乳房的大小、位置和外形一般应是对称的，否则提示可能有病变存在。乳房内有较大肿块时，其外形可显示局限性隆起；肿瘤在乳腺深层侵犯 Cooper 韧带，使之收缩而产生该相应部位的皮肤凹陷、皱褶或皮肤收缩现象。观察皮肤凹陷时让患者取坐位，双臂交叉于颈后或前俯上半身，或用手抬高整个乳房时更为明显。癌细胞浸润阻塞皮肤淋巴管时，可致乳房局部皮肤水肿，因毛囊和毛孔明显下陷，故局部皮肤外观呈"橘皮样改变"。单侧乳房浅表静脉扩张，常是晚期乳癌或乳腺肉瘤的征象。妊娠、哺乳或颈根部静脉受压（如患有胸骨后甲状腺肿时）也可引起乳房浅表静脉扩张，但后者常是双侧性的。

（2）乳头。正常乳房的乳头双侧对称，其方向指向前方并略向外下。若其附近有癌肿或慢性炎症，乳头可向病灶处偏斜，若癌肿位于乳头深部，则乳头被牵而内陷。乳头内陷也可因发育不良而发生的先天性缺陷，但短期内乳头内陷则需高度警惕。初产妇哺乳期间可因婴儿的吸吮或咬破而出现乳头糜烂和破裂，但非哺乳期妇女乳头糜烂脱屑，乳晕周围湿疹，则可能是湿疹样癌，即 Paget 氏病的表现。

（3）乳房皮肤。皮肤有否红、肿、热、痛？乳房皮肤红肿，应首先考虑乳房的化脓性炎症，但范围广泛的皮肤发红。充血水肿应警惕是否为特殊型乳癌，即炎性乳癌的可能。癌细胞侵入乳房浅表淋巴管引起癌性栓塞，可导致淋巴水肿而使乳房皮肤呈现"桔皮样"改变。

2）触诊

触诊的要点是了解乳房有无肿块及肿块的性质；区域淋巴结有无肿大。触诊时医生坐在患者侧方，或嘱患者平卧，肩下垫一小枕。先由健侧乳房开始，后检查患侧。正确的触诊手法是以四指指腹在乳房上触摸外上（包括腋尾部）、外下、内下、内上、中央（乳头、乳晕），循序轻轻揉压乳腺组织，忌用手指抓捏乳房，以免误把正常腺体组织认为乳房肿块。乳房触诊后，必须扪查区域淋巴结。检查腋窝淋巴结群时，医生面对患者，以右手扪查患者左腋，以左手扪查患者右腋。注意触诊顺序：先嘱患者举起检查侧上肢，检查者手伸入腋窝至最高位，即腋尖淋巴群；手指掌侧面对着患者胸壁，再让患者放下上肢，搁置在检查者的前臂上，轻柔地自腋顶部从上而下扪查中央组淋巴结；然后将手指掌面转向腋窝前壁，在胸大肌深面扪查胸肌组淋巴结；检查肩胛下组淋巴结时宜站在患者背后，扪摸背阔肌前内侧；腋窝外侧臂检查外侧群；最后检查锁骨下及锁骨上淋巴结，触诊有无肿大的淋巴结。查毕患侧，还应查对侧。扪到肿大的淋巴结或乳房肿块时，要描述其数目、外形、大小、位置、硬度、活动度、压痛。乳头有溢液情况，则详查其是自行溢出还是挤压后而出，是单侧还是双侧，溢液的性状，乳头有无触痛，有无硬结、弹性消失。

3. 乳腺常用的检查手段及其优势

（1）超声。无创、简便、高效，对于占位性病灶较为敏感，尤其是囊性病灶。有经验的超声科医生对病灶性质的判断具有较高的准确性。容易受检查者经验水平的影响。

（2）钼靶。是推荐的乳腺筛查方式。对于钙化灶、结构紊乱、不对称乳腺结构等具有较好的检出率。需要强调钼靶定期筛查的必要性（见图 14-1）。

（3）MRI 扫描。可用来作为乳房检查的补充，尤其对于乳腺密度高、有多发病灶可能、保乳手术前、新辅助化疗评估疗效等患者更有意义。

（4）粗针穿刺。是重要的微创获取乳腺病灶，进而做出病理诊断的方法。在乳腺疾病治疗上具有非常重要的意义。在强调个体化、人性化治疗的今天，优于传统的开放活检方式，应得到提倡（见图14-2）。

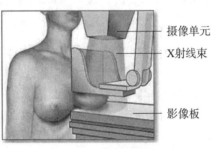

图14-1　乳腺钼靶检查

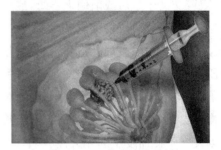

图14-2　乳腺粗针穿刺

摄像单元
X射线束
影像板

【注意事项】

（1）少数女性心理比较脆弱，在问诊体检过程中要注意了解患者，假如恶性情况下的有无保乳意愿，了解患者情感心理，合理选择检查手段，为后续治疗创造最佳的条件。

（2）注意男性也会罹患乳腺癌，占乳腺癌的1%左右。

【目的】

（1）协助诊断乳腺良性疾病。

（2）初步筛查乳腺癌。

【适应证】

（1）乳腺疼痛。

（2）乳腺肿块。

（3）乳头溢液。

（4）其他乳腺疾病。

（5）乳腺癌的筛查（女性健康体检）。

【禁忌证】

（1）无绝对的禁忌证。

（2）患者不愿检查，特别是男医生检查女患者时，应该由女医生或女护士陪同，男医生尽量避免单独检查女性患者乳房。

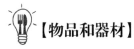【物品和器材】

(1) 一般不需要特殊的物品和器材。

(2) 无菌纱布和玻璃片(乳头溢液时需要)。

【评分表】

表 14-1 为乳房体格检查考核评分标准。

表 14-1　乳房体格检查考核评分标准

项目	项目分	内容及评分标准	分值	扣分
准备工作	20	检查前与患者沟通、告知,消除紧张害羞等情绪	5	
		环境准备(光线明亮、温度适宜,注意私密性)	5	
		检查者自身准备(双手温暖,面对对方)	5	
		被检查者准备(坐正,解开或脱去上衣,两臂下垂,使双侧乳房充分显露,以利对比;肥胖、乳房体积较大者可取平卧位)	5	
操作步骤	70	**视诊**:乳房形态:检查乳房外观、大小及位置是否对称	10	
		乳房皮肤的情况:检查乳房皮肤的色泽及有无水肿、皮疹、破溃、浅静脉怒张、皮肤皱褶及橘皮样改变	10	
		乳头乳晕情况:检查乳头有无畸形、抬高、回缩、凹陷、糜烂及脱屑。乳晕颜色是否异常,有无湿疹样改变等	10	
		触诊:扪诊手法(手掌平放,指腹扪触),顺序(外上、外下、内下、内上),先健侧,后患侧	10	
		有无肿块及肿块的位置、形态、大小、数目、质地、表面光滑度、活动度及有无触痛等	10	
		乳头溢液情况:检查乳头有否溢液,并详查其是自行溢出还是挤压后而出,是单侧还是双侧及溢液的性状	10	
		淋巴结触诊:腋窝五群淋巴结顺序是尖群、中央群、胸肌淋巴结群、肩胛下群、外侧群;最后检查锁骨下及锁骨上淋巴结。**右手触诊被检查者左侧腋窝,左手检查右侧腋窝**	10	
总体评价	10	操作稳重、熟练,有条理;沟通时有礼貌,注意隐私保护	10	
总分	**100**	**总体评价:优秀　合格　差　(请打√)**	**得分**	

十五、肛门直肠检查

【场景】

普外科之肛肠科门诊，一名35岁女性患者，因"肛门异物脱出伴便血2日"来院就诊，患者为便后滴血，鲜红色，无疼痛。既往患者有便秘史，长期口服缓泻药。

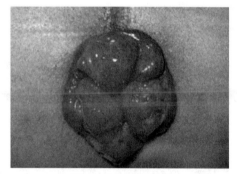

图15-1　内痔脱垂

问题一：作为主诊医师你将如何检查？

（1）视诊。观察肛门有无脱出物及其性质，有无肛周感染或瘘管（见图15-1）。

（2）直肠指诊。检查直肠及肛管有无肿块，息肉，肛乳头肥大，直肠狭窄，肛裂，指套有无染血。

（3）肛镜检查。检查有无肿块，观察有无内痔，有无肛窦炎，肛乳头肥大。

（4）必要时行电子结肠镜检查。

问题二：直肠指诊触及直肠内肿块，如何鉴别该肿块性质及进一步诊治？

答：指诊时应注意确定肿瘤的大小，占肠壁周径的范围，是否带蒂，肿瘤基底下缘距肛缘的距离，肿瘤浸润状况，能否移动，肿瘤质地等。直肠指诊时可触到质地坚硬、表面凹凸不平的突出肿块，早期可移动，若与黏膜下层及肌层粘连则不易推动；有时可摸到边缘向外翻的溃疡，质脆，指套上带血迹。晚期可触及狭窄环，严重者手指不能通过狭窄环。女患者应同时行直肠、阴道双合诊检查，明确直肠肿块和阴道的关系。高位直肠癌则需按压下腹部同时直肠指诊检查。

问题三：直肠指诊如何检查？

答：直肠指诊又称肛指检查。检查者右手戴上手套或右示指戴上指套，涂润滑油，用右手示指前端放在肛门口外轻轻按摩，待患者适应放松后再轻轻插入肛门，先试验肛门括约肌的松紧度，然后对肛管直肠全周依次进行检查，应注意肠壁周围有无触痛、肿块、波动、狭窄等。在直肠前壁,男性可扪及前列腺,女性可触及子宫颈,手指抽出时,观察手套上有无血液、黏液、脓液(见图 15-2)。

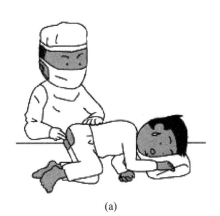
(a)

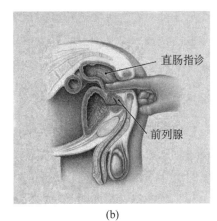
(b)

直肠指诊

前列腺

图 15-2　直肠指诊检查

直肠指诊时应注意有无如下异常改变:直肠剧烈触痛,常因肛裂及感染引起;触痛伴有波动感见于肛门直肠周围脓肿;直肠内触及柔软光滑或有带蒂的包块时多为直肠息肉;触及坚硬凹凸不平的包块,应考虑直肠癌;如肛门直肠病变病因不明,应进一步做电子结肠镜检查及病理活检。

【肛镜检查的要点及利弊】

(1) 肛镜涂润滑油,缓慢插入肛门,抽出芯子,对好灯光,由深至浅观察直肠黏膜颜色、直肠瓣、有无溃疡、息肉、肿瘤、异物等。

(2) 将肛镜慢慢往外退出,边退边观察直肠和齿线附近有无病变,如瘘的内口、痔等。

(3) 检查发现的病变,采用顺时钟定位法予以记录。如检查时取截石位,则肛门后正中 6 点,前方中点为 12 点,例如检查时在肛门前方偏右见一痔团,应记录"截石位 11 点或胸膝位 5 点"处有痔核一枚。无标明体位则默认为截石位(见图 15-3)。

(4) 肛裂患者进行肛镜检查会造成剧烈疼痛,应尽量避免。若临床必需,应在局部使用局麻药浸润后缓慢尝试。

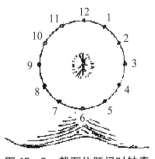

图 15-3　截石位肛门时钟表

【注意事项】

(1) 肛门检查前排空粪便,患者有思想准备,检查前告诉患者如何准备并配合医生,老年人需家属在场协助。

(2) 对肛裂患者,如不十分必要,暂缓肛指检查,因可引起剧烈疼痛。

（3）反复便血患者或经药物治疗无好转的痔患者，均应行电子结肠镜检查排除肠道疾病。

（4）男医师对女性患者进行肛门直肠检查时，应有女医护人员或家属伴同。

（5）肛门镜插入时必须控制好力量和方向（骶尾部方向），避免误入女性患者阴道。

【临床经验】

（1）肛门直肠检查前需详细询问病史，如便血情况，有无疼痛，发病时间，结合临床做到心中有数，而不致误诊。

（2）对老年人直肠指诊应作为下消化道及肛门疾病的常规检查。

（3）当直肠指诊有疑问时，但食指长度未触及，可改变患者体位，增加腹压，这样可增加手指有效触诊长度。

（4）根据病史结合临床表现，直肠指诊未有病灶发现，有可疑者需行 X 线、结肠镜等检查，以防漏诊。

【操作前准备】

指套或手套、液状石蜡、卫生纸。

【适应证】

肛门直肠检查主要适应于检查肛门、直肠、前列腺、精囊疾病，或急性阑尾炎。盆腔脓肿、胃癌盆腔转移等外科疾病，有时用于妇产科三合诊或肛腹诊检查，以及观察和采集粪便标本、肿块活体组织检查等。

【检查体位】

根据病情选择体位，常用如下（见图 15 - 4）。

（1）左侧卧位：向左侧卧，左腿伸直，右髋膝关节各屈曲 90°角，必要时可垫高臀部 15°～30°，适用于病重，年老体弱的患者。

（2）膝胸位：患者双膝跪于检查床上，头胸部贴在床面、臀部抬高，两膝略分开（见图 15 - 4）适用矮小肥胖患者。

（3）截石位：仰卧屈起下肢并抬高外展，同时髋膝关节屈曲，适用肥胖患者。

（4）蹲位：患者做大便姿势，向下用力摒气，适用于内痔脱出，直肠息肉，直肠脱垂等检查。有些病变位置较高，此时肛指也可触及。

（5）弯腰前俯位：患者站立，双下肢略分开、身体前倾，双手扶于支撑物上，是肛门视诊常用体位,有时用于人群普查。

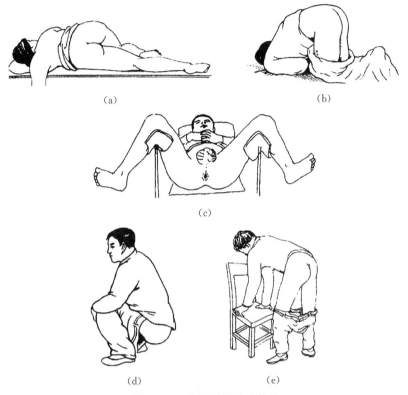

图 15-4 直肠肛门检查体位

(a) 左侧卧位;(b) 膝胸位;(c) 截石位;(d) 蹲位;(e) 弯腰前俯位

【评分表】

表 15-1 为肛门直肠检查评分标准。

表 15-1 肛门直肠检查评分标准

项目	项目分	内容及评分标准	分值	扣分
准备工作	20	检查前与患者沟通、告知检查方法以消除紧张、害羞等情绪	5	
		环境准备(光线明亮、温度适宜,注意私密性)	5	
		检查者自身准备(双手温暖,男医生检查女患者必须有女医护人员陪同)	5	
		被检查者准备(脱裤,左侧卧位或其他体位,臀下垫治疗巾)	5	
操作步骤	70	**视诊:** 用两手拇指轻轻分开患者的臀部,观察肛门及周围有无脱出物,外痔、瘘口、脓肿、肛裂等	10	
		触诊: 检查者右手戴上手套或右示指戴上指套,涂润滑油,用右手示指前端放在肛门口外轻轻按摩	10	

项目	项目分	内容及评分标准	分值	扣分
		待患者适应后再轻轻插入肛门，先试验肛门括约肌的松紧度，然后对肛管直肠全周依次进行检查，应注意肠壁周围有无触痛、肿块、波动、狭窄等	15	
		在直肠前壁，男性可扪及前列腺，女性可触及子宫颈，手指抽出时，观察手套上有无血液、黏液	10	
		肛镜检查：肛镜涂润滑油，缓慢插入肛门，抽出芯子，对好灯光	10	
		由深至浅观察直肠黏膜颜色、直肠瓣、有无溃疡、息肉、肿瘤、异物等，将肛镜慢慢往外退出，边退边观察直肠和齿线附近有无病变，如瘘的内口、痔等	15	
检查后	10	物品基本复原，医用废物废料丢弃或销毁到指定的位置，协助患者擦去肛周油污、穿裤、下地	10	
总分	100	**总体评价：优秀　合格　差　（请打√）**	得分	

十六、无菌术——外科洗手

【场景】

日间手术室,患者男性,20岁,因"发现腹部皮下肿块2年余"来院就诊,拟诊为"皮下脂肪瘤"收治日间手术。

问题一:手术前刷手前要做哪些准备?

(1) 换鞋、换刷手衣,戴帽子、口罩(头发、鼻孔不外露)。

(2) 将刷手衣衣袖挽至肘上10 cm处。

(3) 去除手上饰物如手表、戒指、手链,并修剪指甲,锉平甲缘,清除指甲下的污垢。

问题二:肥皂刷手及擦干操作步骤有哪些?

(1) 刷手:湿润双手,用消毒毛刷蘸消毒肥皂水刷手,按指尖、手、腕、前臂至肘上10 cm处顺序进行。两上肢各部位按顺序交替进行刷洗。

(2) 刷完一次后用清水将肥皂水冲去。冲洗时保持拱手姿势,共刷洗3遍,每遍3 min。

(3) 擦手:折叠无菌小毛巾成三角形,尖端朝下,由手部向上臂(肘上6 cm处)顺序擦干。

(4) 先擦干一只手臂,翻转毛巾或更换毛巾再擦另一只手臂。擦过肘部的毛巾不能再接触手和前臂。

问题三:浸泡和晾干过程有哪些?

(1) 将手、前臂到肘上6 cm处浸泡在70%酒精内。

(2) 浸泡时间5 min。

(3) 手臂浸泡后保持拱手姿势,待其自然晾干。

问题四:外科免刷手的手消毒操作流程?七步洗手法具体顺序是?

(1) 用肘或适宜方法打开水龙头,湿润双手、取洁净洗手液按七步洗手法清洗双手。掌心→手背→指缝→指背→拇指→指尖→手腕→前臂→肘上10 cm处(上臂的下1/3处)。

（2）从指尖往上臂用流动水冲干净，用无菌巾擦干，顺序如下：双手掌→手背，将无菌巾折成三角形擦干一侧手腕→前臂→肘上10 cm，用无菌巾另一面擦干对侧手腕→前臂→肘上10 cm处，无菌巾弃入污物桶。

（3）取适量手消毒液（6～8 mL）在一掌心，另一手指尖与该掌心内擦洗，将消毒液均匀擦于另一手的手掌及手臂，旋转向揉搓至肘上10 cm；同法再消毒对侧，每侧手臂1 min；最后取适量手消毒液按七步洗手法揉搓消毒双手约2 min，至消毒液干燥。

七步洗手法顺序见图16-1。

第1步：掌心相对，手指并拢相互揉搓；

第2步：洗背侧指缝　手心对手背沿指缝相互揉搓，双手交换进行；

第3步：洗掌侧指缝　掌心相对，双手交叉沿指缝相互揉搓；

第4步：洗拇指　一手握另一手大拇指旋转揉搓，双手交换进行；

第5步：洗指背　弯曲各手指关节，半握拳把指背放在另一手掌心旋转揉搓，双手交换进行；

第6步：洗指尖　弯曲各手指关节，把指尖合拢在另一手掌心旋转揉搓，双手交换进行；

第7步：洗手腕、手臂　揉搓手腕、手臂，双手交换进行。

⚡ 【注意事项】

（1）每个步骤搓洗时间不少于10 s。

（2）冲洗双手时，避免水溅湿衣裤。

（3）保持手指朝上，将双手悬空举在胸前，使水由指尖流向肘部，避免倒流。

（4）肥皂水刷手时，特别要注意甲缘、甲沟、指缝及肘部的刷洗。

外科洗手及手消毒流程

一、准备

着装整齐，洗手衣扎于洗手裤内，衣袖卷至臂上1/3以上，摘除手部饰物，剪短指甲，长度应不超过指尖，并清除指甲内污垢。

第一步　清洁洗手

| 取适量抗菌洗手液 | 掌心相对、手指并拢，相互揉搓 | 手心对手背沿指缝相互揉搓，交换进行 | 掌心相对，双手交叉指缝相互揉搓 |
| 弯曲手指，使关节在另一手掌心旋转揉搓，交换进行 | 右手握住左手大拇指旋转揉搓，交换进行 | 将五个手指尖并拢放在另一手掌心旋转揉搓，交换进行 | 一手旋转揉搓另一手的腕部，双手相互揉搓 |

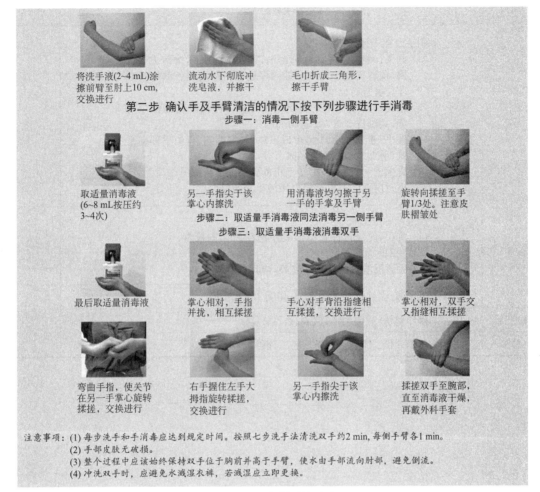

将洗手液(2~4 mL)涂擦前臂至肘上10 cm，交换进行

流动水下彻底冲洗皂液，并擦干

毛巾折成三角形，擦干手臂

第二步 确认手及手臂清洁的情况下按下列步骤进行手消毒
步骤一：消毒一侧手臂

取适量消毒液(6~8 mL按压约3~4次)

另一手指尖于该掌心内擦洗

用消毒液均匀擦于另一手的手掌及手臂

旋转向揉搓至手臂1/3处。注意皮肤褶皱处

步骤二：取适量手消毒液同法消毒另一侧手臂

步骤三：取适量手消毒液消毒双手

最后取适量消毒液

掌心相对，手指并拢，相互揉搓

手心对手背沿指缝相互揉搓，交换进行

掌心相对，双手交叉指缝相互揉搓

弯曲手指，使关节在另一手掌心旋转揉搓，交换进行

右手握住左手大拇指旋转揉搓，交换进行

另一手指尖于该掌心内擦洗

揉搓双手至腕部，直至消毒液干燥，再戴外科手套

注意事项：(1) 每步洗手和手消毒应达到规定时间。按照七步洗手法清洗双手约2 min，每侧手臂各1 min。
(2) 手部皮肤无破损。
(3) 整个过程中应该始终保持双手位于胸前并高于手臂，使水由手部流向肘部，避免倒流。
(4) 冲洗双手时，应避免水溅湿衣裤，若溅湿应立即更换。

图 16-1 免刷手洗手法

【评分表】

表 16-1 为无菌术——刷手考核评分标准。

表 16-1　无菌术——刷手考核评分标准

项目	项目分	内容及评分标准	分值	扣分
准备工作	10	自身准备：（口述）换鞋、换刷手衣、去除饰物、修剪指甲	5	
		戴帽子、口罩（头发、鼻孔不外露）	5	

（续表）

项目	项目分	内容及评分标准	分值	扣分
操作步骤	80	刷手及擦干操作过程 (1) 刷手：考生用消毒毛刷蘸消毒肥皂水刷手，按指尖、手、腕、前臂至肘上 10 cm 处顺序进行。两上肢各部位按顺序交替进行刷洗 (2) 刷完一次后用清水将肥皂水冲去。冲洗时保持拱手姿势，共刷洗 3 遍，每遍 3 min (3) 擦手：折叠无菌小毛巾成三角形，尖端朝下，由手部向上臂（肘上 6 cm 处）顺序擦干 (4) 先擦干一只手臂，翻转毛巾或更换毛巾再擦另一只手臂。擦过肘部的毛巾不能再接触手和前臂	40	
		浸泡和晾干过程 (1) 将手、前臂到肘上 6 cm 处浸泡在 70% 酒精内 (2) 浸泡时间 5 min (3) 手臂浸泡后保持拱手姿势，待其自然晾干	30	
		无菌概念，违反一处扣 2 分，扣满 10 分为止	10	
检查后	10	操作熟练，文明用语、仪表、态度	10	
总分	100	总体评价：优秀　合格　差　（请打√）	得分	

十七、无菌术——消毒铺巾

【场景】

手术室,患者男性,46岁,因"转移性右下腹痛12 h伴发热"来院就诊,拟诊为"急性腹膜炎"收治入院急症手术。

问题一:该患者考虑什么疾病,你作为第1助手怎样进行消毒铺巾?

(1)该患者有转移性右下腹痛史,首先考虑急性阑尾炎。

(2)急性阑尾炎手术经右下腹麦氏点切口,手术需要备皮,更衣。

(3)急性阑尾炎消毒范围应上至乳头平面,下至大腿中上1/3处,右侧至腋后线,左侧至腋中线,共消毒3遍。以拟定的切口区为中心,向周围涂擦,后2遍的消毒范围均稍小于前一次。

(4)铺巾顺序为:下、对、上、自侧。阑尾炎手术上方铺巾平脐部水平,下方铺巾可沿右髂前上棘至耻骨中点连线,左侧铺巾位于腹部正中线,右侧铺巾位于腋前线(见图17-1)。

问题二:常规腹部消毒的原则和方法?

(1)患者手术前应洗澡或擦澡、更衣,剃除手术区及其周围毛发。剃毛时间以接近手术为好,剃毛时切勿损伤皮肤。清除脐或会阴等处的污垢。

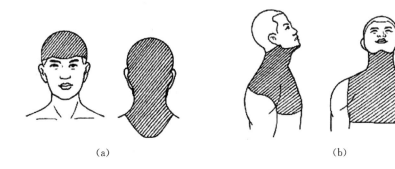

(a)　　　　　　　　　　　　　　　　(b)

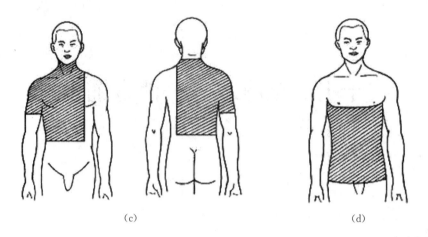

（c）　　　　　　　　　　　　　　　　　　　（d）

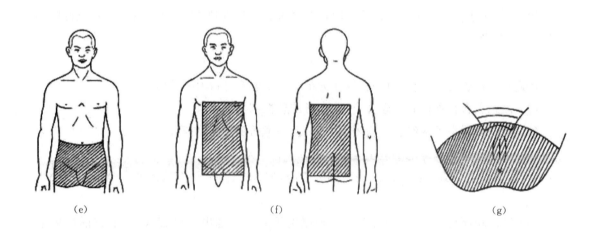

（e）　　　　　　　　　　（f）　　　　　　　　　　（g）

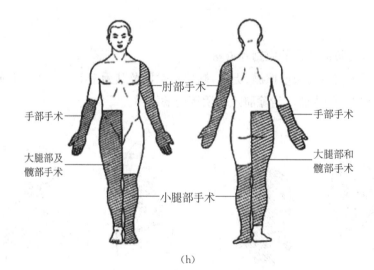

（h）

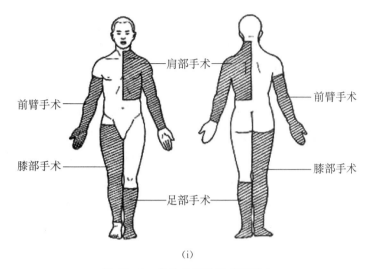

(i)

图 17-1 身体各部位手术区铺巾

(a) 头部手术；(b) 颈部手术；(c) 肩部手术；(d) 腹部手术；(e) 腹股沟手术；(f) 肾区手术；(g) 会阴部手术；(h) 肘部、手部、大腿、髋部、小腿部手术；(i) 肩部、前臂、膝部、足部手术

(2) 手术区皮肤消毒由助手在洗手后尚未穿戴手术衣和手套前执行。用卵圆钳钳夹消毒液纱布或棉球涂擦手术区，一般以拟定的切口区为中心，向周围涂擦，如是肛门或感染病灶手术，则由四周到中心涂擦，最后消毒肛门或感染灶。无论由中心向外或由外向中心，均不允许再返回涂擦。

(3) 消毒范围应包括手术切口周围 15 cm，以腹部消毒为例范围要求上至乳头平面，下至大腿中上 1/3 处，两侧至腋中线，共消毒 3 遍。消毒腹部皮肤时，应先将少许消毒液滴入脐部，开始第 1 遍消毒，先消毒切口，再条带状或螺旋式消毒扩展。消毒手法成叠瓦式（消毒条带与前一条有 1/3 重合），可以避免消毒区域留有空白，如有空白区需补消毒。消毒一遍后应该等 1~2 min，待消毒液略干再更换一把卵圆钳进行第 2 遍消毒，后面的消毒不能超过前一遍消毒范围，必须小于前一遍范围。待 3 遍皮肤消毒完后，再用一块挤干的纱布或棉球将脐部消毒液吸干尽（见图 17-2）。

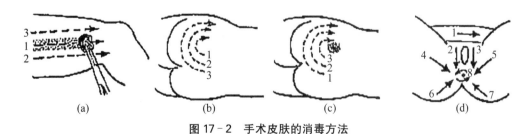

图 17-2 手术皮肤的消毒方法

(a)、(b) 为一般手术皮肤消毒顺序；(c) 为皮肤感染病灶手术消毒顺序；(d) 为肛门部手术消毒顺序

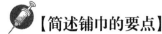**【简述铺巾的要点】**

(1) 铺巾的目的是遮盖拟定手术切口以外的区域，起到一定的隔离伤口作用。小手术

时,铺一块小洞巾即可。较大手术需先铺4块小无菌巾,然后铺中单和大单。4块小无菌巾的铺置一般由第1助手在完成手术区皮肤消毒之后,未穿手术衣和戴手套之前进行,无菌巾由已穿戴好手术衣、手套的洗手护士递给助手铺盖。无菌巾要折边(约1/4)使近切口处双层,铺盖次序依手术部位而异。

(2)腹部手术一般铺巾次序(见图17-3)是:下、对侧、上、自侧。在铺巾前,应先确定切口部位,一经放下,不要移动。如需移动,只能由内向外,不能由外向内移动。如有违反,则视为消毒巾已被污染,应更换消毒巾并重消毒。铺巾后形成的切口区4角可用4把巾钳固定,要求巾钳将上下2块铺巾夹住,不能夹到患者皮肤,巾钳把手不能翘起。铺巾后手术野皮肤暴露不要过于宽大。第1层铺完,助手应将双手臂再次消毒,然后穿手术衣和戴手套。

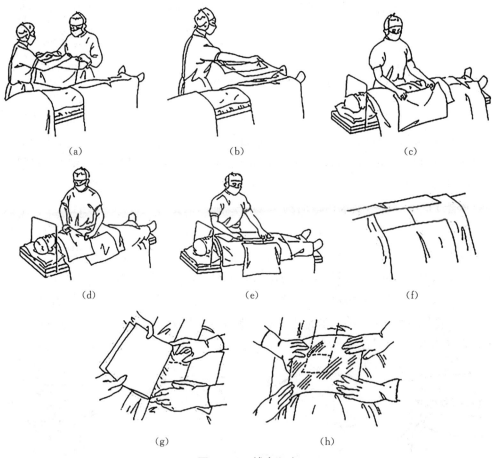

图17-3 铺巾顺序

(3)中单及大单应由已穿戴好手术衣、手套的手术人员进行铺盖。铺大单时要将洞孔对准拟定的手术切口部位,然后展开,使上端遮盖患者头部和麻醉架,下端盖过足部。两侧垂悬至床沿30 cm以下,层数不应少于4层。

(4)由于无菌单具有透水性,可通过细菌,铺单后切口并未与周围皮肤严密隔离,而且无菌单反复使用巾钳固定,使手术巾有许多小孔。因此,目前手术多用黏性塑料薄膜粘贴在切口区域皮肤,并可同时固定铺巾。

⚡【注意事项】

(1)消毒皮肤应由手术区中心向四周涂擦。如为感染伤口或为肛门区手术,则应从手术区的外周涂向中心。基本原则:已经接触污染部位的药液纱布不应再返回涂擦清洁处。

(2)手术区皮肤消毒范围至少是手术切口周围15 cm的区域。如手术有延长切口的可能,则应事先相应扩大皮肤消毒范围。

(3)消毒过程中,一直保持卵圆钳头端低于握持端。0.5%聚维酮碘消毒3遍无须脱碘,如用2%碘酊消毒第1遍,晾干后第2遍和第3遍用70%酒精棉球涂擦脱碘。

(4)消毒完毕后的碗和卵圆钳不能放回无菌区。

✏【评分表】

表17-1为无菌术——消毒铺巾考核评分标准。

表17-1 无菌术——消毒铺巾考核评分标准

项目	项目分	内容及评分标准	分值	扣分
准备工作	10	物品准备:口述准备和检查物品是否齐全完好	3	
		患者准备:(口述)患者手术前应洗澡更衣,备皮	3	
		自身准备:戴帽子口罩,洗刷消毒双手	4	
操作步骤	80	消毒:范围上至乳头平面,下至大腿中上1/3处,两侧至腋中线;不留空白,无菌概念强,一般以拟定的切口区为中心,向周围涂擦肛门或感染病灶手术则由四周到中心涂擦,最后消毒肛门或感染灶	40	
		铺巾:未穿手术衣和戴手套之前进行铺无菌巾,先折边,腹部手术铺巾顺序一般是:下、对、上、自侧。铺巾如需移动只能由内向外移动。4把巾钳的正确使用	30	
		无菌概念,违反一处扣2分,扣满10分为止	10	
检查后	10	操作熟练,有爱伤观念、文明用语、仪表、态度	10	
总分	100	总体评价:优秀 合格 差 (请打√)	得分	

十八、无菌术——穿无菌衣和戴手套

【场景】

手术室,患者男性,46岁,因"转移性右下腹痛12小时伴发热"来院就诊,拟诊为"急性腹膜炎"收治入院急症手术。

问题一: 请简述穿无菌衣和戴手套的方法,交叉式和包背式的区别点?

(1)穿戴交叉式无菌手术衣:应在四周空间较大的区域,面向手术台。穿衣者拿起折叠的手术衣(不能碰触下方的无菌衣)后,提起衣领两侧,轻轻抖开,使有腰带的一侧向外,手术衣内面对自己。将手术衣轻掷向上的同时,顺势将双手和前臂伸入衣袖内,并略向前上伸展,由巡回护士帮助向后拉手术衣,将手伸出衣袖,然后穿衣者解开腹前腰带结并交叉双手将手术衣腰带交给身后巡回护士系好。要注意的是在此全过程中不得让手术衣触及地面或周围的人或物,一旦不慎触及应另更换。穿好的无菌衣前面腰带以上、颈以下、两腋之前及两臂的范围应视为无菌区,其余范围为有菌区(见图18-1)。

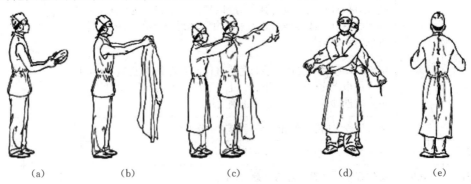

(a)   (b)   (c)   (d)   (e)

图18-1 穿交叉式手术衣的步骤

(2)戴无菌手套:手术者穿好手术衣后,选择合适大小的无菌手套,左手自手套袋内捏住两只手套的反折部,将右手伸入手套内戴好;再用已戴好手套的右手手指插入另一只手套的反折部内提起,将左手伸入手套,向上拉好。注意在戴手套的过程中手只能触碰手套内侧面,即手的皮肤不能触及手套反折部以外的地方,已戴好手套的手不能接触另一手的皮肤。

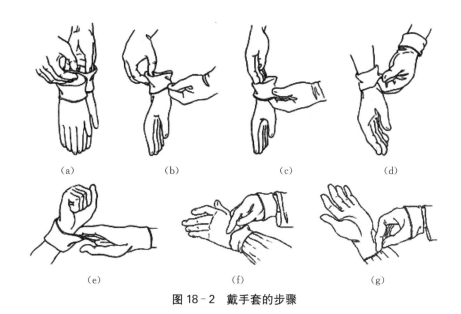

图 18 - 2　戴手套的步骤

手套要包住手术衣袖口(见图 18 - 2)。

(3) 穿戴包背式无菌手术衣：区别于交叉式的无菌衣在于包背式衣的穿衣者将手伸出衣袖后,先戴手套,后解开腹前腰带结将腰带交给洗手护士(巡回护士)用无菌钳夹也可,再原地旋转一周,在腹前腰带打活结系好。

问题二：试述穿手术衣的常见错误。

(1) 没有口述：穿手术衣以前要先戴好帽子、口罩、洗刷手,穿衣之前先检查消毒有效期和消毒效果。

(2) 没有直接一把抓起手术衣,未在四周空间较大区域抖开手术衣,碰到桌椅边缘导致污染。

(3) 抖开动作不合要领,上下抖开导致直接扣分。

(4) 双手伸入衣袖时,手位置高低不规范,出现手高过肩或低过腰。

(5) 穿交叉式手术衣,因身体肥胖等原因提腰带时,直接伸手摸抓腰带导致手触碰无菌衣污染。告知考生：上身稍前倾即可抓住并解开腰带,切记：双手交叉腰带时不要接触手术衣。

(6) 戴好手套后双手位置不对,未置于胸前,出现手高过肩或垂低过腰的错误。

⚡【注意事项】

(1) 因为手套直接接触伤口,应特别注意手套上是否有破损或微孔。

(2) 穿戴手术衣和手套后,如手术尚未开始,在等待过程中,手术者应将双手互握于胸前,不可随意乱放或触摸其他物品。

【临床经验】

（1）两次连续手术间穿戴手术衣和手套原则：如果第 1 次手术系无菌手术，在解开手术衣后面的系带后，手术者用戴手套的手将胸前手术衣扯向前，脱去手术衣，然后用戴手套的右手触及左手手套的外面将其脱去，再用裸露的左手伸向右手手套的内面将其脱掉。双手及前臂用消毒液涂擦或浸泡，方法和时间同第 1 次手术，然后再重新穿戴手术衣和戴无菌手套，不需再刷手。如果第 1 次手术系感染或严重污染的手术，手术者必须重新刷洗和涂擦或浸泡双手。

（2）穿无菌衣戴手套后手不能接触①背部；②腰部以下；③肩部以上；④手术台边缘以下布单。

（3）不可在背后传递物品和器械。落至无菌巾或手术台边以外器械不能拾回再用。

（4）如手套有破损或污染，应及时更换手套，前臂和肘部触到有菌区应更换无菌衣或加套无菌袖套。

（5）同侧人员调换位置时，应先退后一步，背靠背转身，以防触及对方背部有菌区。

（6）手术中传递手术器械禁止在术者背后传递。

【评分表】

表 18 - 1 为无菌术——穿手术衣戴手套考核评分标准。

表 18 - 1　无菌术——穿手术衣戴手套考核评分标准

项目	项目分	内容及评分标准	分值	扣分
准备工作	10	物品准备：（口述）准备和检查物品是否齐全完好在有效期内	5	
		自身准备：戴帽子口罩，洗刷消毒双手	5	
操作步骤	80	穿手术衣：面向手术台提起衣领两侧，抖开使手术衣内面对向穿衣人。将手术衣轻掷向上的同时，顺势将双手和前臂伸入衣袖内，并略向前上伸展，由考官帮助向后拉，穿交叉手术衣者交叉双手将腰带交给身后考官（穿包背式手术衣在戴好手套后解开腰带给考官原地旋转一周）系好。注意不让手术衣触及地面或周围物品	40	
		戴手套：注意手不能接触手套外面，手套外面不能接触手套里面，手套要包住手术衣袖口	30	
		无菌概念，违反一处扣 2 分，扣满 10 分为止	10	
检查后	10	操作熟练，有无菌观念、文明用语、仪表、态度	10	
总分	100	总体评价：优秀　合格　差　（请打√）	得分	

十九、常用手术器械及其应用

【场景】

外科实训室患者,有一小班医学生静坐等候外科老师讲授手术器械使用培训。

问题:作为带教外科医生,此时你将如何讲授外科常用手术器械及其应用?

【手术刀】

(1) 手术刀由刀柄和刀片组成,刀柄和刀片有多种型号,可根据不同需要选择。小型刀片较为灵活、精确,常用于整形外科及小儿外科等精细手术。异型刀片为特殊用途而设计,钩状刀片用于切开鼓膜以引流中耳感染,刺刀状刀片,用于反挑切开脓肿及精细解剖分离。与不同类型的刀片配合使用不同刀柄,4 号刀柄用于安装较大刀片,3 号用于安装小型刀片。

(2) 更换刀片时,左手握持刀柄,右手用持针器夹住刀片近侧端,轻轻撬起并向前推,使刀片与刀柄脱离。安装新刀片与此相反,先使刀柄尖端两侧线槽与刀片中孔狭窄部分衔接,向后拉动刀片,使套孔与套钮吻合。

(3) 常用执刀法有 4 种:

① 执弓式:用右手拇指与第 3、第 4 指捏住刀柄,示指放于刀片背缘,用刀片圆突部分做组织切开,此法切开平稳有力,适用于做较长的皮肤切口。

② 执笔式:执刀方法与执笔姿势相同,用刀片尖部切割,常用于短小切口或分离血管、神经。

③ 握持式:全手握持刀柄,拇指与示指相扣,紧捏刀柄刻痕处,截肢切断厚层肌肉时常用此法。

④ 反挑式:刀刃向上,刀尖刺入皮肤后向上挑开形成切口,此法多用于小脓肿切开,可避免损伤深层组织。

【手术剪】

手术剪常用的有以下两种类型：

（1）组织剪：又名解剖剪。其刃部有直、弯两种类型。组织剪除用来剪开组织外，有时也用于分离组织，扩大组织间隙。直组织剪用于剪开表浅组织，弯组织剪用于剪开伤口内的深部组织，便于直视观察和操作。

（2）线剪：线剪刃部比组织剪薄而略长，主要用于剪线。

【手术镊】

手术镊用于夹持或提拉组织，以便于剥离、剪开或缝合。手术镊有不同的长度，镊的尖端分为有齿镊及无齿镊。

（1）有齿镊：又称外科镊，镊子尖端内侧面上有数个齿，可以互相咬合。齿又分粗齿及细齿，粗齿用于夹持较硬的组织，如皮肤、皮下组织、筋膜等；细齿用于精细手术，如肌腱缝合、整形手术等，有齿镊不能用于夹持空腔脏器或血管、神经等纤弱组织器官，以免造成损伤。

（2）无齿镊：又称解剖镊或平镊，对组织损伤轻，用于血管、神经、整形外科等手术。

执镊时用拇指与示、中两指捏住镊子的中部。在手术过程中常用左手持镊夹住组织，右手持手术刀或手术剪进行解剖，或用持针器进行缝合。

【血管钳】

（1）血管钳又名止血钳，根据形状分为直、弯、直角、弧形血管钳，血管钳前端分为有齿、无齿，根据形状分为大、中、小及蚊式血管钳等类型。浅部操作多用直钳，深部操作常用弯钳。用于血管手术的血管钳，齿槽的齿较细、浅，对血管壁、血管内膜的损伤较轻，称无损伤血管钳。

（2）应用血管钳时，用拇指及环指套入柄环内，示指固定血管钳，捏紧并使齿相扣。放松血管钳时，用拇指及环指套入柄环内，捏紧使齿分开，再将拇指内旋后外展即可松开。

（3）血管钳对组织有压榨作用不宜用于钳夹皮肤、脏器及脆弱的组织。

【鼠齿钳】

鼠齿钳又称组织钳或艾利斯（Allis）钳，用以牵拉皮肤、筋膜、肌肉、腹膜等。牵拉皮肤时，要钳夹在紧贴皮肤的皮下组织上，以免造成皮肤坏死。鼠齿钳不能用以夹持或牵拉内脏、血管等脆弱组织。

【肠钳】

肠钳用于肠吻合时夹持肠襻,富有弹性,对组织损伤小,其内侧面上有纵向平行齿槽,可防肠襻滑脱,使用时常在一侧或双侧钳叶套上软橡胶管,以进一步减少对肠壁的损伤。

【持针器】

持针器又名持针钳或针持。用于夹持缝针进行缝合,持针器前端较宽,其相对内面上有刻痕,以增加执针的稳定性。使用持针器的方法有两种:一种为手掌把握持针器之后半,各手指均在柄环外,示指放在近钳轴处,用此种握持法缝合时穿透组织准确有力,且不易断针,应用机会较多。另一种与执剪刀法相同,拇指及环指分别置于钳环内,用于缝合纤细组织或在手术野狭窄的腔穴内进行缝合。用持针器夹持弯针进行缝合时,针尖刺入组织后应循针的弯度旋转腕部将针送出,拔针时也应循弯弧将针拔出,以防断针,并可减轻组织损伤。

【巾钳】

巾钳前端有两个半环形尖钩,常用以固定切口周围手术巾,有时用于固定牵拉坚韧组织。

【卵圆钳】

卵圆钳又名海绵钳,分有齿纹和无齿纹两种。无齿纹用于夹持内脏,有齿纹多用于夹持纱布或海绵。

【缝合针】

缝合针又称缝针,分为弯针和直针。其中弯针需用持针器夹持。缝针断面为圆形的是圆针,用于缝合软组织。断面为三棱形的是三角针,只用于缝合皮肤。无创伤缝针其尾部衔夹有细丝线,使针与线成为一体,用于血管、神经等纤细组织缝合,损伤极小。

【刮匙】

刮匙用以刮除伤口肉芽及坏死组织,瘘管、窦道等搔刮。刮匙有多种不同长度、弯度等类型。

【探针】

探针分为普通探针和有槽探针两种。用于探查瘘管、窦道等，凭借此以引导窦道及瘘管的切开或切除。另有各种特殊用途的探针，如胆道探针、尿道探针等。

【牵开器】

牵开器又名拉钩，用于牵开手术野组织或器官，以便显露手术切口，常用的拉钩有以下两种：

（1）握式牵开器：顶端有扁平形、鞍形、靶形等。顶端扁平或鞍状者，用于牵拉各种组织，牵拉肌肉或瘢痕组织时，常需用靶状牵开器以防滑脱。使用牵开器时多采取手掌向上的握式，可以防止疲劳而维持较长时间。

（2）制动牵开器：又称固定牵开器或自动拉钩。牵开力靠机械作用支撑维持，无须人力握持。

使用牵开器时应忌用暴力，并在牵开器顶叶与牵开组织间衬垫湿垫，以保护组织或器官，防止牵开器滑脱。

二十、切开、止血、结扎、缝合

【场景】

外科实训室,有一小班医学生静坐等候外科老师讲授外科基本技能培训。

问题:作为带教外科医生,此时你将如何讲授外科切开、止血、结扎、缝合?

【手术切口的选择】

理想的切口应符合下述要求:

(1) 手术野充分显露,便于手术操作。原则上,切口应尽量邻近病变部位。切口一般不宜过小,以免手术中牵拉造成过多组织损伤,以及在出现意外情况时不利于紧急处理。切口方向应便于延长扩大,以适应手术实际需要。

(2) 切口应尽量适应局部解剖和生理的特点,有利于伤口愈合,并能最大限度地恢复功能。关节的切口,要考虑术后形成瘢痕对关节活动的影响,切开至关节平面时应尽量与关节平行。在肢体重力支点上,如足跟、截肢残端等处,不应遗留切口瘢痕。颜面和手部的切口应与皮纹一致。

(3) 切口应尽量减少组织的创伤,缩短切开和缝合时间,减少术后的炎症反应和瘢痕形成。

常用的腹部切口包括正中切口、旁正中切口、经腹直肌切口、肋缘下切口、麦氏切口、疝修补切口等。

【切开】

(1) 一般情况下,皮肤切开用手术刀,皮下、深层组织和器官可用高频电流(电刀)或激光刀、氩气刀、超声刀。手术刀对组织的损伤性较小,电刀等在切割组织的同时有凝固止血的作用。超声刀对周围组织的损伤远小于电刀,适合精确切割,并且少烟少焦痂使腹腔镜手术视野更清晰、缩短手术时间。

（2）确定切口的部位、形态和长度后，小切口由术者用拇指及食指在切口两旁固定，较大切口应由术者与助手用手在切口两旁或上下将皮肤固定。

（3）切开时手术刀刀面应与皮肤垂直，用力均匀，一次切开皮肤至皮下脂肪。应避免多次切割，造成切口参差不齐，影响愈合。还应注意避免切入过深，损伤深部组织，到达深层组织时要逐层切开，防止对血管、神经、内脏的损伤。

【止血】

（1）压迫止血：是手术中常用的止血法，原理是用一定的压力使血管裂口缩小或闭合，此时血小板、纤维蛋白、红细胞迅速形成血栓，使出血停止。压迫止血用于小的出血点和伤口渗血，广泛渗血还可以应用热盐水垫或肾上腺素盐水纱布垫压迫止血。

（2）结扎止血：分单纯结扎和缝合结扎两种方法。单纯结扎先用血管钳尖端准确钳夹出血点，助手将血管钳轻轻提起直立，术者用结扎线绕过血管钳，助手将血管钳放平并略偏向一侧，显露出钳端，术者在钳端的深面打结。在打第 1 结的同时，助手慢慢放开血管钳，扎紧第 1 结后，再打第 2 结。打结时应避免突然用力或过度向上提而将缝线拉断或将组织撕脱。缝合结扎主要是为避免结扎线脱落，或单纯结扎有困难时使用。术者将血管钳放平后轻轻提起，在血管钳的深面 8 字缝合结扎组织并拉紧缝合线，助手徐徐松开血管钳后打结。对于意外的较大出血，应先用干纱布或手指暂时制止出血，用吸引器清除局部的血液；待看清出血的部位和性质，酌情用普通血管钳或无损伤血管钳夹住单纯结扎或缝合结扎。

（3）填充止血：用于各种止血法不能奏效时，可用纱布填塞法，系用纱布或纱布垫将出血处加压止血。填塞物一般于术后 3～5 天逐步松动后取出，过早取出可能发生再度出血，但过晚取出则可能引起感染。

（4）其他止血法：包括止血剂止血法，如明胶海绵止血；止血带止血法，如肝门阻断肝叶切除术；电凝、激光止血法等。

【分离】

分离方法有锐性分离和钝性分离两种，实际手术中常是两种方法相结合使用。锐性分离是利用刀刃和剪刀刃的切割作用，使较致密的组织切开，切缘整齐，边缘组织细胞损伤少。钝性分离是使用血管钳、刀柄、组织剪外侧缘、手指、剥离子等，能分开比较疏松的组织，可避免重要的血管、神经等损伤。分离时应充分利用解剖层次，通常在组织间隙或结缔组织层内进行。

【显露】

显露最常用的是利用牵开器,即拉钩。应用拉钩时应注意拉钩下面应垫湿盐水纱布垫,既可增加拉钩的作用,阻止附近脏器涌入手术区域,同时又可以保护周围脏器和组织免受损伤,另外可以起到隔离污染的作用。应用拉钩常用的方法是掌心向上,可维持较长时间而不易疲劳。拉钩时还应注意动作轻柔,一方面是减少组织脏器损伤,另一方面在局部麻醉、硬脊膜外隙阻滞麻醉时,由于内脏神经敏感性仍然存在,牵拉和刺激脏器过重时,可引起反射性疼痛、肌肉紧张、恶心、呕吐等。

【结扎】

1. 结的种类(见图20-1):

常用的结有方结、三叠结和外科结。

(1)方结:又称平结,是手术时最常用的一种。特点是第2个结与第1个结的方向相反,故不易滑脱。常用于较小血管和各种缝合时的结扎。

(2)三叠结:是在方结的基础上再加一个结,第3个结与第2个结的方向相反,比较牢固,又称加强结。常用于有张力的缝合、大血管或肠线的结扎。

(3)外科结:打第1个结时绕两次,在打第2个结时不易滑脱和松动,比较牢固可靠。临床上较少应用,多用于大血管或有张力缝合后的结扎。

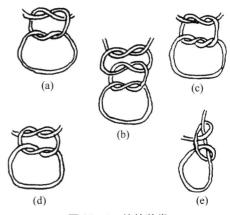

图20-1 结的种类

(a)方结;(b)三叠结;(c)外科结;(d)假结;(e)滑结

2. 打结方法

常用的有单手打结法、双手打结法、持钳打结法3种。

(1)单手打结法(见图20-2):是最常用的一种,特点是简便迅速左右手均可打结。

(2)双手打结法(见图20-3):除可用于一般结扎外,对深部或组织张力大的缝合结扎比较方便可靠。

(3)持钳打结法(见图20-4):使用持针器或血管钳打结,方便易行。用于线头较短用手打结有困难、节约用线或深部打结,缺点是缝合张力大的切口不易打紧。

3. 剪线方法

结扎完毕后,将双线并拢提起,助手微微张开线剪,顺线尾向下滑三结的上缘后略向上偏,将线剪断。一般所留线头约1～2 mm左右,对较大血管的结扎适当加长,肠线留3～4 mm。

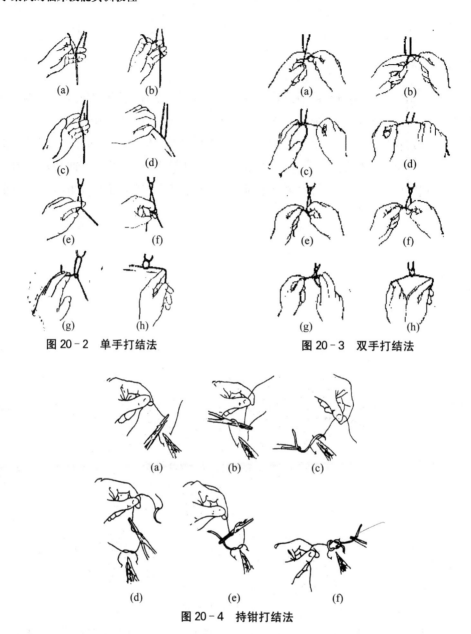

图 20‑2　单手打结法　　　　　　图 20‑3　双手打结法

图 20‑4　持钳打结法

【缝合】

1. 缝线的种类

缝线分不吸收性和可吸收性两种,丝线、棉线、金属丝等属于不吸收性缝线,肠线属于吸收性缝线。

(1) 丝线:丝线为目前最常用的缝合、结扎线,其优点组织反应较小和维持张力强度较久;质软不滑、便于打结,不易滑脱;价廉。缺点是较长时间在组织内存在,不适用于感染和明显污染的手术部位。

(2) 肠线:肠线属于可吸收缝合结扎线,取自羊或牛的小肠,成分为胶原纤维,有普通肠线和铬制肠线两种。普通肠线在组织内约 72 h 即失去作用,7 天左右开始被吸收。铬制肠线的胶原纤维粘合较紧密,在组织内能保持作用 5 天以上,14~21 天逐渐被吸收。肠线主要用于内脏如胃、肠、膀胱、输尿管、胆道等黏膜层的缝合,在感染的创口中使用肠线,可减少由于其他不能吸收的缝线所造成的难以愈合的窦道。

(3) 金属丝:金属丝由合金制成,其张力强度超过其他各种缝线,常用于骨骼固定、筋膜或肌腰缝合、皮肤减张缝合等。减张缝合时应垫以橡皮或乳胶管,防止钢丝割入皮肤。特点是组织反应轻,可在组织内长期存在。缺点是不易打结,并有割断或嵌入软组织的可能,且价格较贵。

(4) 合成纤维缝线:合成纤维缝线分不吸收性和可吸收性两种,目前应用较为广泛,如尼龙、锦纶、涤纶、普罗纶、PDS 等,与丝线比较合成纤维缝线的优点包括:①可以制成有相当强度、直径很小的细线,既适合于一般外科又适用于显微外科;②表面光滑,对组织损伤甚小,还可以制成无损伤缝线;③对伤口影响很小。缺点主要是质地稍硬而滑,打结易自行松解,故结扎时需增加打结数。

2. 缝合方法

缝合方法有多种,根据缝合后切口边缘的形态进行缝合(见图 20 - 5)。

(1) 单纯缝合法:缝合后使切口边缘对合。

① 间断缝合法(见图 20 - 5a)为最常用的缝合方法;

② 连续缝合法(见图 20 - 5b);

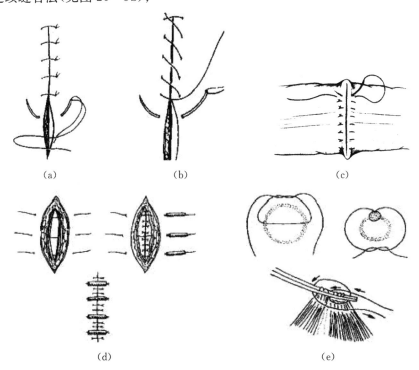

(a)　　　　　　　　(b)　　　　　　　　(c)

(d)　　　　　　　　(e)

图 20 - 5　缝合方法

(a) 间断缝合;(b) 连续缝合;(c) 外翻缝合;(d) 减张缝合;(e) 贯穿缝扎

③ "8"字缝合法；

④ 锁边缝合法又称毯边缝合法，常用于胃肠吻合时后壁全层缝合，或整张游离植皮的边缘固定缝合等。

(2) 外翻缝合法(见图 20 - 5c)。缝合后使切口外翻，内面光滑。常用于血管吻合、腹膜缝合、减张缝合(见图 20 - 5d)等；

① 间断水平褥式外翻缝合法(见图 20 - 6)常用于血管吻合或减张缝合；

② 间断垂直褥式外翻缝合法(见图 20 - 7)常用于松弛的皮肤缝合；

③ 连续外翻缝合法：多用于缝合腹膜或吻合血管。

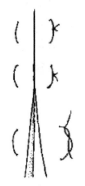 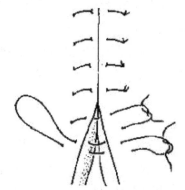

图 20 - 6　间断水平褥式外翻缝合法　　　图 20 - 7　间断垂直褥式外翻缝合法

(3) 内翻缝合法(见图 20 - 8)：缝合后，切口内翻，外表面光滑。常用于胃肠道缝合。

① 垂直式内翻缝合法：又称 Lembert 缝合法，分间断和连续缝合两种。间断缝合多用于胃肠吻合时缝合浆肌层；

② 间断水平褥式内翻缝合法：又称 Halsted 缝合法，用于缝合浆肌层或修补胃肠道小穿孔；

③ 连续水平褥式内翻缝合法：又称 Cushing 缝合法，多用于缝合浆肌层；

④ 连续全层水平褥式内翻缝合法：又称 Connel 缝合法，多用于胃肠吻合时的壁全层缝合；

⑤ 荷包口内翻缝合法：用于埋藏阑尾残端(见图 20 - 9)。缝合小的肠穿孔，或用于固定胃、肠、胆囊、膀胱造口等放置的引流管(见图 20 - 10)。

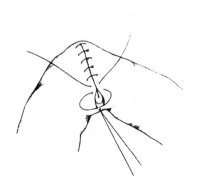 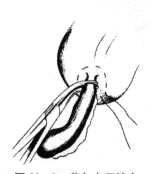 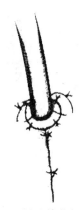

图 20 - 8　内翻缝合法　　　图 20 - 9　荷包内翻缝合　　　图 20 - 10　引流管荷包内翻缝合

3. 注意事项

(1) 则无论使用何种缝线(可吸收或不吸收),对于人体来说都是异物,所以应尽可能减少缝线用量。选用线的拉力能胜过组织张力即可。

(2) 连续缝合的力量分布均匀,但抗张能力比用间断缝合者强,缺点是一处断裂将使全部缝线松脱,伤口裂开。

(3) 缝合后的张力与缝合的密度(即针数)成正比,因此增加缝合后切口抗张力的方法是增加缝合密度,而不是增粗缝线。

(4) 缝合皮肤时应将创缘对合好,正确的缝合方法是由伤口的一侧垂直穿入从另一侧等距离的垂直穿出,包括切口 2/3 以上的深度,避免过深或过浅。结扎时以将创缘对拢为宜,过浅或过松都将留下死腔,易出现伤口积血积液,增加感染或裂开的机会,过深或过紧则容易使皮缘内卷或下陷,影响愈合。皮肤的缝合以选择间断缝合为宜,每针边距 0.3~0.6 cm,针距 1.0~1.2 cm。皮肤的缝线线头应适当留长,一般为 1~1.5 cm,便于拆线。

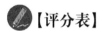【评分表】

表 20-1 为缝合拆线评分标准。

表 20-1　缝合拆线评分标准

项目	项目分值	具 体 内 容	标准分	扣分
操作前	10	与患者沟通,戴好帽子、口罩,洗手(口述已完成)	10	
缝合	70	消毒、铺巾、戴手套、局麻	5	
		器械选择:持针钳、齿镊、三角针、丝线、线剪	3	
		器械持握法:右手拇指、环指套入,左手持有齿镊	2	
		(消毒、铺洞巾、局麻)与皮肤垂直进针、伤口兜底、顺弧度出针	5	
		要求:持钳打结或单手打结,结均为方结、三重结	40	
		剪线留 1~1.5 cm,线结均在同一边,对称外观美	5	
		熟练度:因弯针、结松、交锁断线扣分	10	
拆线	20	与患者沟通,明确缝合天数。检查切口是否愈合牢固,确定后再行拆线	3	
		器械选择:平镊、线剪(选齿镊扣分)	2	
		要求:(消毒 2 遍)无齿镊轻提线头,剪线结下方	5	
		朝向切口方向顺弧度抽线(消毒 1 遍,贴敷料)	5	
		物品基本复原、废物废料销毁、丢弃至正确的位置	5	
总分	100	总体评价:优秀　合格　差　(请打√)	得分	

二十一、伤 口 换 药

【场景】

患者,女性,47岁,因胃穿孔急症行胃大部切除术。术后3天发现敷料上有淡黄色液体渗出。

问题一:作为诊治医生,此时你将如何处理?
答:立刻揭开敷料,查看渗出部位伤口情况。

问题二:此时挤压伤口,中段有少量黄色液体渗出,你如何诊断和处理?
答:诊断为伤口脂肪液化。
处理:拆除此处缝线,用利凡诺棉球擦拭伤口,内置纱条,保证伤口充分引流

【目的及适应证】

1. 换药目的
创造各种有利条件,促进伤口的愈合。
(1) 观察伤口的情况,有无出血、红肿、软化等及时更换适当的处理方法。
(2) 清洁伤口,去除伤口内坏死组织及异物保持引流通畅。
(3) 减少毒性分解产物的吸收和分泌物刺激,减少细菌繁殖,预防及控制伤口感染。
(4) 保护伤口,避免再损伤和感染,为后期缝合及植皮做好准备。
(5) 局部用药,促进肉芽和上皮组织生长和愈合,减少瘢痕形成。
2. 适应证
(1) 拆除缝线。
(2) 制止伤口出血。
(3) 解除伤口压迫。
(4) 处理各种引流。

（5）敷料污染严重。

（6）敷料移位。

（7）观察和检查局部。

【基本操作方法】

1. 换药前准备

1）患者的准备

（1）人文关怀：解释换药的目的，消除患者紧张情绪，请求配合。

（2）体位：安全、舒适、便于操作，文明、保暖、隐私保护。

2）工作人员准备

（1）了解伤口的情况：医生换药前必须了解伤口的情况，包括伤口的种类、范围、有无引流等。

（2）时间安排：换药多在清晨进行，尽量避开进食及家属探望时间，换药前半小时不要清扫房间。

（3）决定换药顺序：避免交叉感染。

① 原则："先无菌，后感染；先缝合，后开放；先感染轻，后感染重；先一般，后特异。"

② 无菌准备：衣、帽、口罩、洗手、剪指甲等。

③ 换药地点：可根据患者一般情况、伤口的部位和种类，决定是否在病床旁或换药室进行换药。

3）换药物品准备

原则："用什么，取什么；用多少，取多少；先干后湿；先无刺激性，后有刺激性；先用先取后用后取"。

2. 换药的基本方法

（1）揭开创面敷料：揭胶布由外向里，要轻柔；手取外层敷料，钳取内层敷料；敷料与创面粘连时，应湿敷后再揭开敷料；观察伤口的变化。

（2）清洁伤口：应用"双镊法"，"一脏一净"；伤口周围皮肤用安尔碘等消毒剂由内向外擦拭2遍，消毒范围应大于敷料覆盖范围；创面应用生理盐水棉球沾、吸分泌物或脓液，注意不要损伤创面的肉芽组织和上皮；如果进行伤口冲洗，应用弯盘接水，吸干创面；放置引流时，应探明伤口情况后放置。

（3）固定敷料：应用无菌纱布覆盖创面，分泌物多时可加棉垫；胶布粘贴要求适当的宽度、长度，粘贴方向与肢体或躯体的长轴垂直，或与皮纹平行；根据伤口的部位，应用绷带或胸腹带。

（4）整理工作：换药后应将各种污物、器械归类处理；妥善安置好患者，包括语言安慰、整理患者衣裤及被褥；工作人员洗手等。

3. 注意事项

(1) 态度和蔼、动作轻巧、迅速敏捷。

(2) 严格无菌操作。

(3) 不允许家属围观。

(4) 高度污染的伤口（如气性坏疽、破伤风等）必须进行床旁隔离，包括穿隔离衣，所用换药物品尽量简单，污物焚毁，器械加倍消毒，消毒液洗手，避免交叉感染。

【各类伤口的处理】

1. 切口的种类

(1) 清洁切口（Ⅰ类切口）：缝合的无菌伤口，如甲状腺大部切除术。

(2) 可能污染的切口（Ⅱ类切口）：手术时可能带有污染的缝合切口如胃大部切除术、伤后 6 h 内经过清创术缝合的伤口、伤口裂开再度缝合的伤口。

(3) 污染切口（Ⅲ类切口）：邻近感染区域或组织直接暴露于污染或感染物的切口，如穿孔性阑尾切除术。

2. 伤口的分类

(1) 缝合伤口：经处理可缝合达甲级愈合的伤口多为清洁或可能污染的切口。

(2) 开放伤口：需要清除坏死组织，肉芽组织充填，上皮覆盖而愈合的伤口，多为明显污染或感染伤口。

3. 缝合伤口的处理

伤口无引流物又无感染者，可手术后 1～3 天查看伤口。疑有感染者，随时观察伤口，更换敷料。伤口有引流物者，手术后 24 h 更换敷料。是否去除引流物，视情况而定。术后体温持续在 38℃ 以上或伤口疼痛，应查看伤口。缝线反应是指限于针眼和缝线经过处皮肤发红，可用酒精湿敷。伤口基本愈合后尽早拆线。如发现伤口感染，浅表感染可用酒精湿敷或理疗，深部感染应拆除缝线，开放排脓，放置引流。

伤口拆线：

(1) 拆线时间：头面颈部 3～5 天，下腹部及会阴部 6～7 天，胸、上腹、背、臂部 7～9 天，四肢 10～12 天，减张缝线 14 天，年老、营养状况差，使用激素、糖尿病患者应延迟 1～2 天。

(2) 拆线方法：消毒 2 遍，用平镊或血管钳夹持线尾轻轻上提，用线剪剪断线结下方的线，顺弧度抽线，消毒伤口一遍，贴敷料。

(3) 间隔拆线。

4. 开放伤口的处理

(1) 一般开放伤口：浅、平、干净或新鲜创面，可用生理盐水棉球吸除分泌物，凡士林纱布或湿纱条敷盖，用纱布保护，12 天换药一次。

肉芽组织生长不良创面：正常肉芽组织为色泽鲜红、致密、无分泌物、易出血。过度生长肉芽组织表现为肉芽组织高出创缘，处理方法为剪平高出的肉芽，压迫止血或用硝酸银烧灼,生理盐水冲洗后湿敷。水肿肉芽组织色淡红或发白,表面水肿发亮,不易出血可用3%~10%高渗盐水湿敷。陈旧性或坏死肉芽组织可应用剪除、烧灼、冲洗和湿敷等方法。

脓液或分泌物较多的创面应用湿敷法。

深脓腔伤口应清除坏死组织或异物,保持引流通畅必要时扩大引流。

（2）特殊伤口:慢性顽固性溃疡可搔刮创面、局部保温、紫外线照射、高压氧治疗。窦道可采用搔刮、腐蚀、扩大引流和手术切除等方法。特异性感染创面应用3%过氧化氢(双氧水)或1:5000高锰酸钾溶液湿敷。

【引流物的种类和使用】

1. 常用引流物

（1）凡士林纱条:用于新切开的脓腔,或不宜缝合的伤口。优点是保护肉芽和上皮组织,不与创面粘连,易于撕揭而不引起疼痛。缺点是不易吸收分泌物,不适宜渗出物较多或深部伤口。

（2）纱布引流条:生理盐水或药液浸湿后对脓液有稀释和吸附作用,用于切开引流后需要湿敷的伤口。

（3）橡皮引流条:用于术后渗血或脓腔开口较小的伤口。

（4）烟卷引流:用于腹腔引流或肌层深部脓肿的引流。

（5）胶管引流:用于腹腔引流、深部感染引流或预防深部感染。

（6）药线引流:用于过深、细小和分泌物不易排出的伤口。

2. 引流的放置与拔除

（1）引流物的选择:切口内少量渗液用橡皮条引流;脓液较多时用烟卷引流;脏器腔内或腹腔引流用橡皮管引流;胸腔引流用硬橡皮管引流,以免受肋骨压迫;脓腔引流用橡皮条或凡士林纱条引流。

（2）引流物的放置:脓腔应先排净脓液,清洗,吸干余液后再放引流;探明伤口的深度、方向和大小,将引流物放置底部,向上稍拔出少许,使之与底部肉芽稍有距离,以便肉芽由底部向上生长而愈合;腹腔引流最好应另外切口引流,以免影响伤口愈合;纱布引流时应去除碎边,以防遗留伤口异物;引流物应妥善固定;长期放置引流时,应定期更换引流物。

（3）引流物的拔除:术后预防性引流一次性拔除;脓腔引流应逐渐拔除;去除固定缝线,松动、旋转,使其与周围组织充分分离后拔除;多条多极引流物应逐条或逐根拔除;应注意拔除引流物的数量、完整性,有无残留物。

【伤口用药的选择】

（1）呋南西林:0.02%~0.05%溶液冲洗伤口或湿敷,干扰细菌蛋白酶而杀菌或抑菌。

（2）雷夫奴尔:是一种染料类防腐消毒剂,应用0.1%溶液冲洗伤口或湿敷,干扰细菌代谢而杀菌或抑菌。

（3）高锰酸钾：是一种强氧化剂，应用 1∶2 000～1∶5 000 冲洗伤口，低浓度有收敛作用，高浓度有刺激和腐蚀作用。

（4）攸锁（Eusol）：漂白粉硼酸溶液，释放有效氯杀灭细菌。有防腐、消臭及溶解坏死组织的作用，适用于冲洗或湿敷脓液较多的伤口。

（5）新洁尔灭：0.01%～0.05%冲洗伤口或湿敷，0.1%可用于皮肤或黏膜消毒。

（6）鱼肝油软膏：含 10%鱼肝油，具有促进肉芽组织及上皮生长的作用。

（7）氧化锌软膏：含 10%～15%氧化锌，有弱收敛作用，用于保护伤口周围皮肤。

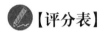【评分表】

表 21-1 为伤口换药考核评分表。

表 21-1　伤口换药考核评分表

项目	项目分值	具　体　内　容	标准分	扣分
操作前	15	自身准备：无菌意识（如是否考虑到洗手消毒），仪表端庄、整齐（帽子、口罩）	5	
		与患者沟通，核对患者信息，告之换药目的，取得患者配合	5	
		观察伤口情况、准备用物：两只换药碗、两把镊子、适量的 70%酒精棉球和敷料等。	5	
操作步骤	75	正确暴露伤口（用手把外侧敷料移除，用镊子揭开内层敷料），观察伤口情况有无渗出等。	15	
		70%酒精（碘）棉球擦拭伤口及周围 5～6 cm 皮肤 3 遍，每遍范围小于前一次，清洁伤口由内向外，污染伤口由外向内。生理盐水棉球轻拭伤口	15	
		一把镊子接触伤口，另一把镊子传递换药碗中的清洁物品，操作过程中，镊子头部应低于手持部以避免污染，持物镊和操作镊不能互碰	15	
		用无菌纱布 8～10 层覆盖伤口并固定，胶布与皮纹平行（或与人体长轴垂直）	15	
		无菌概念，违反一处扣 2 分，扣满 10 分为止	10	
		处理用物（将各种污物、器械归类处理）	5	
总体评价	10	操作熟练，无菌观念强，人文关怀（保暖和隐私）	5	
		物品基本复原、废物废料销毁、丢弃至正确的污物桶	5	
总分	100	总体评价：优秀　合格　差　（请打√）	得分	

二十二、清创缝合术

【场景】

患者,男性30岁,因车祸致右侧大腿外伤1小时,伤口约6 cm深达肌层,皮肤被机油轻度污染,送到急诊室。

问题一:作为诊治外科医生,此时你将如何处理?

答:应该测量患者生命体征,暴露右侧大腿伤口,初步了解伤口情况,立即清创处理。

问题二:试叙清创术操作要点。

(1) 手术者常规戴帽子、口罩、洗手、戴手套。

(2) 清洗去污:用无菌纱布覆盖伤口;剪去毛发,除去伤口周围的污垢油腻(用肥皂水、松节油),用外用生理盐水清洗创口周围皮肤(见图22-1)。

(3) 伤口的处理:移去覆盖伤口的纱布,用3%过氧化氢(双氧水)和生理盐水反复清洗伤口。脱手套、洗手、消毒手臂,消毒伤口周围的皮肤3遍,铺无菌巾,穿无菌手术衣戴手套,2%利多卡因沿伤口局部浸润麻醉。检查伤口(有无异物,血管、神经、肌腱有无断裂),清理伤口,清除血凝块和异物,修剪创缘皮肤,剪除失活组织,必要时可扩大伤口,以便处理深部创伤组织,伤口内彻底止血。最后再次用3%过氧化氢和生理盐水反复冲洗伤口(见图22-2)。

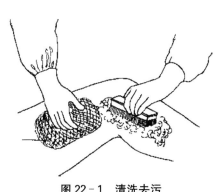

图 22-1 清洗去污

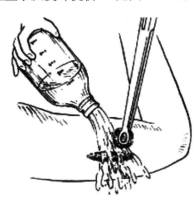

图 22-2 冲洗伤口

(4) 缝合伤口：更换手术单、器械和手术者手套，按组织层次缝合创缘，缝合手法正确（垂直进针，沿缝针弧度挽出），不留死腔。

(5) 用 70%酒精棉球消毒伤口周围皮肤一遍，伤口覆盖无菌纱布或棉垫，以胶布固定。

问题三：如果伤口超过 13 h 并且污染严重，处理注意事项是？

答：伤口时间超过 13 h 并且污染严重或留有死腔时不能够一期缝合，应置引流物或延期缝合皮肤。

问题四：伤口处理结束后如何预防破伤风感染？

答：注射破伤风抗毒素。

问题五：开放性损伤的伤口具备什么条件可争取清创后一期缝合？

伤后 6～8 h 内，伤口污染轻不超过 12 h，头面部伤口一般伤后 24～48 h 内。

【注意事项】

(1) 清创前应全面检查患者，如有休克，应待休克好转后进行清创。

(2) 注意必须反复用大量生理盐水冲洗伤口，有条件者可用脉冲式冲洗。局麻应在清洗伤口后进行。

(3) 注意由浅入深，层次分明。既要彻底切除失活的组织，又要尽量保护存活的组织。

(4) 缝合时不应留有死腔，避免张力太大，以免造成缺血或坏死。

(5) 术后肌内注射破伤风抗毒素。如伤口较大，污染严重，应预防性应用抗生素，在术前 1 h、术中、术毕分别用一定量抗生素。

【操作前准备】

消毒钳、持针器、镊子（有齿及无齿镊）、缝合线、剪刀、引流条或橡皮膜外用生理盐水、纱布、棉垫绷带、胶布、75%酒精、聚维酮碘等。

【适应证】

(1) 6～8 h 新鲜开放性伤口。

(2) 8～12 h 污染较轻的伤口，患者一般情况良好。

(3) 头面部伤口，伤后 24～48 h 仍可行清创缝合术。

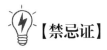**【禁忌证】**

污染严重、超过伤后 8 h、血运较差或已化脓感染伤口。

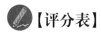**【评分表】**

表 22-1 为清创缝合术评分标准。

表 22-1 清创缝合术评分标准

项目	项目分值	具 体 内 容	标准分	扣分
操作前	10	自身准备：手术者常规戴帽子、口罩、洗手、戴手套，无菌意识	5	
		与患者沟通，告之清创缝合术目的，取得患者配合	3	
		观察伤口情况、准备用物	2	
操作步骤	80	清洗去污：用无菌纱布覆盖伤口；剪去毛发，除去伤口周围的污垢油腻（用肥皂水、松节油），用外用生理盐水清洗创口周围皮肤	10	
		伤口的处理：移去覆盖伤口的纱布，用 3% 过氧化氢和生理盐水反复清洗伤口	10	
		脱手套、洗手、消毒手臂，消毒伤口周围的皮肤 3 遍，铺无菌巾，穿无菌手术衣戴手套，2% 利多卡因沿伤口局部浸润麻醉	10	
		检查伤口（有无异物，血管、神经、肌腱有无断裂），清理伤口，清除血凝块和异物，修剪创缘皮肤，剪除失活组织，必要时可扩大伤口，以便处理深部创伤组织，伤口内彻底止血	30	
		最后再次用 3% 过氧化氢和生理盐水反复冲洗伤口	5	
		缝合伤口：更换手术单、器械和手术者手套，按组织层次缝合创缘，污染严重或留有死腔时应置引流物或延期缝合皮肤	5	
		用无菌纱布 8～10 层覆盖伤口并固定，胶布与皮纹平行（或与人体纵轴垂直）	5	
		处理用物（将各种污物、器械归类处理）	5	
总体评价	10	操作熟练，无菌观念强，人文关怀（保暖和隐私）	5	
		物品基本复原、废物废料销毁、丢弃到正确的位置	5	
总分	100	总体评价：优秀　合格　差　（请打√）	得分	

二十三、导 尿 术

【场景】

患者,男性,65 岁,因急性阑尾炎,连续硬膜外麻醉下行阑尾切除术后 8 h 感下腹部胀痛,躁动不安,未解小便。

问题一:作为诊治医生,你将如何处理?
答:立刻行膀胱检查(视、触、叩诊)。

问题二:此时视诊耻骨联合上方饱满,触诊下腹部质韧肿块,叩诊浊音,你如何诊断和处理?
答:诊断:急性尿潴留。
处理:予以导尿。

【概念】

用无菌导尿管自尿道插入膀胱引出尿液的方法。

【操作前准备】

肥皂液、聚维酮碘液、棉球、弯盘、镊子、无菌导尿包(内有 Foley 导尿管、弯盘或治疗碗、血管钳或镊子、纱布 2 块、石蜡油棉球、治疗巾和标本瓶)、无菌手套 1 副、20 mL 针筒、集尿袋、生理盐水、绳子和胶布(见图 23-1)。

【适应证】

(1) 留取不受污染的尿标本,做细菌培养。

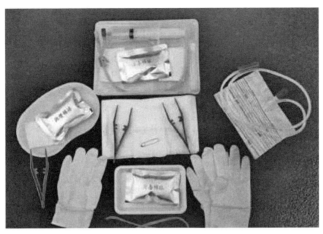

图 23-1　导尿物品

（2）昏迷、休克患者尿量监测，观察肾功能。

（3）尿失禁，会阴部损伤及泌尿系手术后以保持局部干燥、清洁，促进膀胱功能恢复及切口愈合。

（4）前列腺增生、昏迷等多种原因引起的尿潴留。

（5）腹腔、盆腔或长时间手术前准备。

（6）膀胱测压、注入造影剂或探测尿道有无狭窄等。

【操作要点】

（1）准备消毒物品，戴帽子、口罩，洗手，向患者说明导尿的目的以取得其合作，床帘或屏风遮挡患者。

（2）术前让患者自己用肥皂水和清水清洁外阴，生活不能自理者协助进行。女患者清洗范围包括前庭部、大小阴唇和周围皮肤；男患者包括阴茎和包皮，包皮过长时应翻转，清除包皮垢。

（3）术者站在患者右侧，女性患者脱去左侧裤腿，双腿屈膝外旋，被褥覆盖左腿保暖；男性患者仰卧，裤管退至膝上，双腿微外展，臀下垫铺巾或中单。

（4）用聚维酮碘液由内向外消毒尿道口和外阴部，男性患者应翻开包皮消毒。第1遍消毒以尿道口为中心，由上到下、由外到内消毒尿道口及外阴部；第2、3遍消毒从内到外。女性患者先阴阜、两侧大小阴唇、尿道外口、最后肛门部，自上而下，由外及内。

（5）导尿盘放于两腿之间，打开导尿包，术者戴手套，检查 Foley 导尿管通畅性和水囊有无漏液，铺无菌洞巾，露出尿道口，进行插管。女性患者：左手分开并固定小阴唇，右手持血管钳夹聚维酮碘棉球再消毒尿道口1次，然后持血管钳夹持已涂无菌液状石蜡导尿管缓慢插入尿道，插入深度6～8 cm，导尿管开口置于消毒弯盘中，见尿液流出，再插入7～10 cm（确保球囊完全进入膀胱）（见图23-2）。

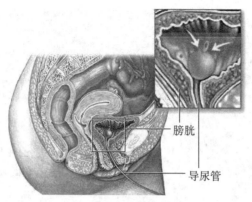

膀胱

导尿管

图 23-2 女性导尿术

男性患者：以左手中、环指两指挟持阴茎龟头冠状沟处，并将阴茎提起与腹壁成锐角，拇、示两指分开尿道口，右手如上述消毒后将导尿管插入尿道，深度 15～20 cm，见尿液流出，再插入 7～10 cm 即可，用弯盘接取尿液（见图 23-3）。

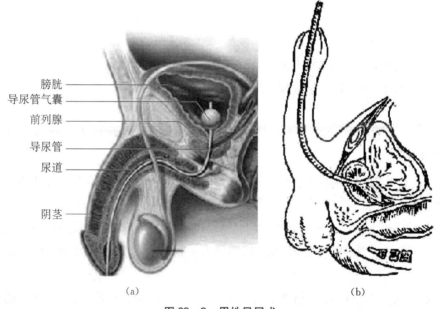

膀胱

导尿管气囊

前列腺

导尿管

尿道

阴茎

(a)　　　　　　　　　　　　(b)

图 23-3 男性导尿术

（6）需留置导尿管者，用注射器经导尿管侧管阀门口注入生理盐水 15～20 mL 于球囊内，拔出注射器，气囊管外口单向阀门自动关闭，缓慢向外牵引导尿管至不能拉出时为止，接无菌集尿袋，导管跨过女性右腿下方（男性右腿上方），注意将集尿袋出水口关闭挂于床右侧，剂量刻度向外方便观测。

（7）普通导尿管插入尿道，见尿液引出，再进入 1 cm 即可，男性可以用蝶形胶布粘于导尿管和阴茎两侧，再以细长胶布松弛环绕阴茎一圈，以固定蝶形胶布；女性：用三叉胶布固定，宽大部分固定在阴阜上，中间短条环贴于导尿管，两边长条分别围绕导管一周，再固定于会阴部。无须保留尿管者，用止血钳夹闭导尿管再徐徐拔出，并擦洗外阴，记录尿量及性状。

需做细菌培养者,留取中段尿液于无菌试管中送验,且无菌试管口在留尿前后均须以火焰灭菌,直接导尿入试管,以防污染。

（8）拔除 Foley 导尿管时,用 20 mL 针筒进侧管阀门口抽尽水囊内的液体,夹闭导尿管,往上缓慢拔出导尿管,分类处理医疗废弃物。

【临床经验】

（1）对于有前列腺增生的患者,导尿阻力大而困难,宜先于尿道内注入 2% 利多卡因 5 mL,捏住尿道海绵体,表面麻醉后 1 min,松手,注入 2 mL 无菌液状石蜡,选择适宜的导尿管,提起阴茎,与腹壁约成 60°角,用血管钳夹持导尿管,慢慢插入,成功概率大。

（2）拔导尿管后嘱咐患者,第 1 次排尿有疼痛感正常,多喝水排尿几次即可缓解。

【注意事项】

（1）插入及拔出导尿管动作务必轻柔,切忌粗暴,以免损伤尿道黏膜。若插入时有阻挡感可更换方向再插,男性尿道有耻骨前弯和耻骨下弯两个弯曲,应根据解剖特点,变换阴茎位置,以利于插入。

（2）严格执行无菌操作,以防医源性尿道感染。如导尿管误入阴道或脱出时应拔出,更换无菌导尿管重插。

（3）选择光滑和粗细适宜的导尿管,对小儿及疑有尿道狭窄者,导管宜细。

（4）膀胱高度充盈时,排尿宜缓慢,第 1 次导尿不应超过 1 000 mL,以免腹压剧降引起排尿昏厥或膀胱突然减压致膀胱黏膜急剧充血而产生血尿。

（5）留置导尿时,应每 5～7 天更换一次尿管,再次插管前应让尿道松弛数小时后重新插入。

（6）留置导尿超过 48 h,应定期检查尿液,若出现白细胞尿,应以无菌药液每天冲洗膀胱。

（7）长期留置导尿的患者,必须训练保持膀胱的功能:应间断夹闭导尿管保持膀胱充盈,每 3～4 h 有尿意时开放一次。训练膀胱功能几次后才能拔管。

（8）女性导尿时,应注意避免误插入阴道。

（9）每次导尿后看到尿液流入到集尿袋后才能离开,以防因为各种环节的疏忽,导致尿液继续潴留,引发矛盾。

【相关口试题目】

（1）为男性导尿为何要提起阴茎?

答:因为男性尿道较长,有耻骨前弯和耻骨下弯两个弯曲,提起阴茎达到一定角度可消除耻骨前弯方便导尿管插入。

（2）导尿术的适应证有哪些？

答： 尿潴留；不明原因的少尿、无尿或尿路梗阻者；膀胱冲洗；盆腔腹腔手术或其他大型术前准备。

（3）如果膀胱高度充盈，第1次放尿不应超过多少毫升，为什么？

答： 不超过1000 mL，大量放尿可使腹腔内压急剧下降，血液大量滞留在腹腔内，导致血压下降而虚脱；另外膀胱内压突然降低，还可导致膀胱黏膜急剧充血而发生血尿。

（4）如果用 Foley 导尿管，在给球囊注水前需要注意什么？

答： 一定要保证球囊完全位于膀胱内，以免注水时损伤尿道。

【评分表】

表23-1为男性导尿术评分标准。

表23-1 男性导尿术评分标准

项目	项目分	内容及评分标准	分值	扣分
准备工作	25	（1）与患者沟通，戴好帽子、口罩、洗手（口述已完成）	5	
		（2）在治疗室内准备好物品：一次性导尿包一个，治疗巾一块，盖单一块	5	
		（3）核对患者姓名、性别、年龄、床号、交代行导尿术目的并征得同意	10	
		（4）让患者自己用肥皂水和清水洗净外阴后取平卧位，注意保护患者隐私。	5	
操作步骤	65	（1）术者站在患者右侧。患者仰卧，脱去裤管并适当遮盖。两腿自然外展分开。将橡胶布或治疗巾垫于臀下。导尿盘放于两膝之间，打开导尿包外层	10	
		（2）聚维酮碘棉球由外向内消毒一遍，再左手戴手套持无菌纱布包住阴茎，后推包皮，充分暴露尿道口及冠状沟，严格消毒尿道口、龟头、螺旋形向上至冠状沟，最后消毒阴茎背侧及阴囊，每个棉球限用一次，消毒两遍	10	
		（3）打开导尿包内层，铺于患者臀下，导尿盘放于两膝之间，戴无菌手套，铺无菌洞巾，形成无菌区，整理导尿包内用物，检查导尿管并润滑，关闭集尿袋下端开口	10	
		（4）再消毒尿道口1次，以左手中、环指两指挟持阴茎龟头，并将阴茎提起与腹壁成锐角，拇、示两指分开尿道口，右手将涂有无菌润滑油的导尿管慢慢插入尿道，深度15～20 cm，见尿液流出，再插入7～10 cm	20	

（续表）

项目	项目分	内容及评分标准	分值	扣分
准备工作	25	(5) 需留置导尿管者，用注射器经导尿管侧管阀门口注入生理盐水 15～20 mL 于球囊内，取下注射器，缓慢向外牵引导尿管至不能拉出时为止，接无菌集尿袋刻度向外挂于床右侧	10	
		(6) 擦净外阴，脱去手套，撤去洞巾，清理用物，协助患者穿裤，整理床单	5	
操作后	10	(1) 操作过程中与患者沟通，注重人文关怀，动作轻柔熟练，方法正确	5	
		(2) 严格遵守无菌操作原则综合评价	5	
总分	100	总体评价：优秀　合格　差　（请打√）	得分	

表 23-2 为女性导尿术评分标准。

表 23-2　女性导尿术评分标准

项目	项目分	内容及评分标准	分值	扣分
准备工作	25	(1) 与患者沟通，戴好帽子、口罩、洗手(口述已完成)	5	
		(2) 在治疗室内准备好物品：一次性导尿包一个，治疗巾一块，盖单一块	5	
		(3) 核对患者姓名、性别、年龄、床号、交代行导尿术目的并征得同意	10	
		(4) 让患者自己用肥皂水和清水洗净外阴后取平卧位，注意保护患者隐私	5	
操作步骤	65	(1) 术者站在患者右侧，患者仰卧，脱去左侧裤腿，双腿屈膝外旋，被褥覆盖左腿保暖，将治疗巾垫于臀下。导尿盘放于两膝之间，打开导尿包外层	10	
		(2) 夹持聚维酮碘棉球消毒阴阜、两侧大小阴唇、尿道外口、最后肛门部，自上而下，由外及内 3 遍	10	
		(3) 打开导尿包内层，铺于患者臀下，导尿盘放于两膝之间，戴无菌手套，铺无菌洞巾，形成无菌区，整理导尿包内用物，检查导尿管并润滑，关闭集尿袋下端开口	10	
		(4) 左手戴手套持无菌纱布分开并固定小阴唇，再消毒尿道口 1 次，右手将涂有无菌润滑油之导尿管慢慢插入尿道，深度 6～8 cm，见尿液流出，再插入 7～10 cm	20	
		(5) 需留置导尿管者，用注射器经导尿管侧管阀门口注入生理盐水 15～20 mL 于球囊内，取下注射器，缓慢向外牵引导尿管至不能拉出时为止，接无菌集尿袋刻度向外挂于床右侧	10	

（续表）

项目	项目分	内容及评分标准	分值	扣分
		（6）擦净外阴,脱去手套,撤去洞巾,清理用物,协助患者穿裤,整理床单	5	
操作后	10	（1）操作过程中与患者沟通,注重人文关怀,动作轻柔熟练,方法正确	5	
		（2）严格遵守无菌操作原则综合评价	5	
总分	100	总体评价:**优秀　合格　差　（请打√）**	得分	

二十四、胃肠减压术

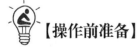

【场景】

患者,男性,47岁,3h前在劳动中无明显诱因突然出现上腹部剧烈刀割样疼痛,迅速遍及全腹,不敢直腰走路。查体:肝浊音界消失,全腹有明显的腹膜刺激征,肠鸣音消失。

问题一:作为诊治医生,此时你将如何处理?
答:立刻采取立位摄腹部平片

问题二:此时,立位腹部平片检查(见图24-1),你如何诊断和处理?
诊断:上消化道穿孔。
处理:立即胃肠减压,建议手术。

【概念】

胃肠减压术是通过胃、十二指肠引流管连接减压抽吸,吸出胃、十二指肠的积液、积气,减轻胃、十二指肠内压力,缓解患者的有关症状或达到治疗目的的方法。

【操作前准备】

胃肠减压治疗盘,包括胃管、液状石蜡、50 mL注射器、生理盐水、镊子、纱布、胶布、胃肠减压器、听诊器、手电。

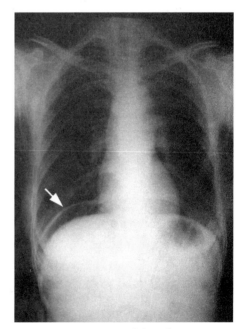

图24-1 腹部平片

【适应证】

（1）急性胃扩张。

（2）胃、十二指肠等消化道穿孔。

（3）腹部较大手术前后。

（4）各种类型的幽门梗阻肠梗阻。

（5）急性胰腺炎。

（6）昏迷等需肠内营养。

【禁忌证】

（1）食管狭窄。

（2）严重的食管静脉曲张。

（3）严重的心肺功能不全,支气管哮喘。

【操作要点】

（1）选择胃管后,检查管腔是否通畅。

（2）备好物品携至患者床旁,做好解释。询问有无鼻腔疾病,是否有可脱卸的义齿。

（3）协助患者取半卧位,戴手套,铺治疗巾,置弯盘于患者口角旁,手电检查鼻腔,用湿棉签清洁鼻孔,取出胃管检查通畅性,测量要插入长度(患者发际正中至剑突的长度,或患者鼻经耳垂至剑突的长度,大约 45～55 cm(见图 24 - 2),用液状石蜡润滑该长度,左手持纱布托住胃管,右手持镊子夹住胃管前段,沿一侧鼻孔将胃管缓缓插入,到达患者咽喉部时(14～16 cm),嘱清醒患者做吞咽动作(恶心时暂停,嘱深呼吸),昏迷患者将头略向前倾,同时将胃管送下,直至预定位置(见图 24 - 3)。

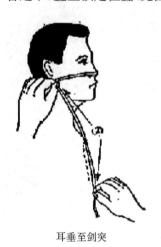

耳垂至剑突

图 24 - 2　胃管深度估计法

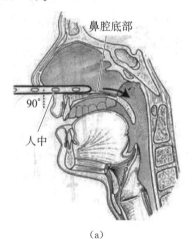

（a）

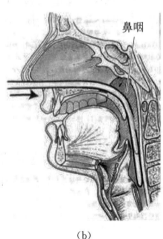

（b）

图 24 - 3　胃管放置

（4）嘱患者张口排除胃管盘曲在口中,判断胃管在胃中：①用注射器抽出胃内容物；②应用注射器向胃管内快速注入少量空气,同时在上腹部胃区听诊有无气过水声；③胃管末端放在盛水的碗中,无气泡溢出,证明胃管已插入胃内。接上减压器(或末端反折封闭,用纱布包好,别针固定于枕旁或衣领处),擦去鼻面油性物,用胶布将胃管固定于鼻翼及面颊部,用别针将胃管固定于枕旁或者衣领处。

（5）将胃管末端接负压引流器,撤治疗巾,清洁患者面部。

（6）根据临床需要决定拔管时间。

⚡【注意事项】

（1）新近有上消化道出血史、食管静脉曲张、食管阻塞及极度衰弱、濒危患者应慎用。

（2）患者安装胃肠减压后,应停止口服(包括药物和饮食)。如必须口服药物时,需将药物研碎,溶于水后注入导管,注药后夹闭导管1～2h。

（3）经常检查减压器的吸引作用是否良好,导管是否畅通、有无接错或屈曲。

（4）使用胃肠减压患者应静脉补液,以维持水、电解质平衡。并且密切观察病情、引流物的量和性质,做好记录。

（5）胃肠减压患者应加强口腔护理和清洁鼻腔,为减轻咽喉部刺激,应每日给予蒸汽吸入。

⚡【并发症】

（1）插管不当引起消化道黏膜损伤、出血甚至穿孔,特别是有食管及胃部疾病或食管下端静脉曲张者。

（2）严重心肺疾患,全身极度衰弱者可能发生呼吸心跳停止。

（3）电解质紊乱及酸碱失衡。

【临床经验】

（1）充分润滑胃管。

（2）吞咽时尽可能快地插管,患者恶心时立即停手。

（3）饱餐后的患者插管注意预防呕吐污染床褥和误吸。

【问题】

（1）胃管通过鼻腔插入不畅时,可采取哪些措施?

答：换另一只鼻孔插入,更换小一型号的胃管,经口插入,局部使用血管收缩药物,减轻鼻腔充血,鼻腔和咽喉部使用局麻药,减轻患者的反应。

（2）请问胃管几乎完全插入,是否能更好地引流?

答: 不能,胃管几乎完全插入,会在胃内盘曲,影响引流效果。

（3）应用胃管引流时,是否引流的负压越大引流效果越好? 为什么?

答: 不是,过大的负压可能会使胃黏膜堵塞胃管引流口,影响引流效果,甚至损伤胃黏膜。

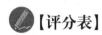 **【评分表】**

表 24-1 为胃肠减压考核评分标准。

表 24-1 胃肠减压考核评分标准

项目	项目分	内容及评分标准	分值	扣分
准备	15	确定是否需要行胃肠减压,核对患者姓名,必要的沟通(解释安抚、需患者配合吞咽)	10	
		戴帽子、口罩,洗手,器械准备	5	
操作	80	嘱患者半卧位,戴手套,铺治疗巾(置弯盘于口角边)	10	
		手电检查鼻腔,用湿棉签清洁鼻孔,询问有无脱卸式假牙	10	
		取出胃管检查通畅性,测量要插入长度(患者发际正中至剑突的长度,或患者鼻经耳垂至剑突的长度,45～55 cm),用液状石蜡润滑该长度	10	
		用镊子夹持胃管头端,插入至咽喉部时(14～16 cm),嘱患者吞咽(恶心时暂停嘱深呼吸),直至预定位置	10	
		嘱患者张口排除胃管盘曲在口中	10	
		判断胃管在胃中(抽液、打气听气过水声、置入水中看有无气泡溢出)	20	
		擦去口鼻油性物,胶布固定胃管于鼻翼和面颊上,用别针将胃管固定于枕旁或者衣领处	5	
		胃管末端关闭或接负压吸引器	5	
其他	5	物品基本复原、废物废料销毁、丢弃到正确的位置,有爱伤观念	5	
总分	100	总体评价: 优秀　合格　差　(请打√)	得分	

二十五、三腔二囊管的操作方法

【场景】

患者,男性,55 岁,11 年前有乙型肝炎病史,4 年前发现肝硬化,脾肿大,今突然反复大呕血 3 次,急送到急诊抢救,确诊为食管静脉曲张破裂大出血。查体:贫血貌,意识模糊、四肢厥冷、心率增快、血压 80 mmHg/60 mmHg,腹壁静脉曲张,脾大季肋下 4 指,血红蛋白 60 g/L,血小板 50×10^9/L,白细胞 3.4×10^9/L,丙氨酸氨基转移酶(ALT)100 U。医生已对患者予以禁食、抑酸、补充维生素 K_1、生长抑素、心电监护、输血补液等治疗,此时患者再呕红色液体 500 mL。

问题一:作为诊治医生,此时你将如何处理? 在采取此止血操作前应注意做哪些处理?

答:应该立即行三腔二囊管压迫止血。在三腔二囊管操作前应纠正休克状态并保持呼吸道通畅,防止窒息。

问题二:操作前准备事项?

医生准备:向患者或家属说明操作的目的和注意事项,以解除患者的顾虑,取得其合作,并签署知情同意书。术前积极纠正患者休克状态。

问题三:三腔二囊管操作要点?

(1) 自身帽子、口罩、手套戴好,检查患者鼻腔,用湿棉签清洁鼻孔,安抚患者情绪,向患者做好解释工作,以取得配合。首先准备物品齐全并检查气囊是否漏气,充气后气囊是否偏移,管腔是否通畅,试测气囊的注气量及达到的压力。一般胃囊需注气 150～200 mL,食管囊需注气 100～150 mL。

(2) 将胃囊及食管囊内气体抽尽,用血管钳夹闭,再用液状石蜡涂抹三腔管及患者鼻腔,使其滑润。

(3) 患者取半卧位,铺治疗巾(置弯盘于口角边),确定没有可脱卸假牙,遂自鼻腔内插入三腔管,插入方法同胃肠减压法,至管插入 50～65 cm,抽出胃内容物或血液,证实三腔管

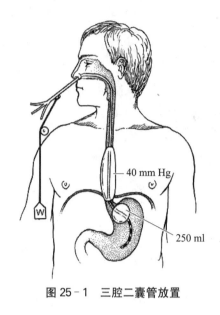

—40 mm Hg

250 ml

图 25 - 1　三腔二囊管放置

已进入胃腔(见图 25 - 1)。

(4) 用注射器向胃囊内注气 150～200 mL,将开口部反折弯曲后,用止血钳夹住,向外牵引三腔管,遇阻力时表示胃囊已达胃底部,适度拉紧三腔二囊管。

(5) 在三腔二囊管末端系上牵引绳,再加以 0.5 kg 重的沙袋或盐水瓶,利用固定于床架上的滑车装置牵引三腔管,达到压迫胃底和食道下段的目的。

(6) 观察仍未能止血者,再用注射器向食管囊注入空气 100～150 mL,再用止血钳夹住管端,通过胃管抽出全部血液。

(7) 胃管连接于胃肠减压器,了解压迫止血是否有效。

(8) 记录气囊充气压迫的开始时间。

【注意事项】

(1) 使用前应检查三腔管上各段长度标记是否清晰,3 个腔通道的标记是否正确和易于辨认,各管腔是否通畅,气囊有否漏气,气囊膨胀是否均匀。

(2) 充气时一定先充胃囊,再充食管囊,放气时一定先放食管囊,再放胃囊。注意观察因牵拉而导致胃囊进入食管下段,甚至拉至喉部,引起窒息。

(3) 食管囊每 12～24 h 放气一次,并将三腔管向胃内送入少许,减少胃底部压力,改善局部黏膜血循环,以免发生缺血性坏死。放气 30 min 后可再充气。

(4) 当出血停止 24 h 后,应当在放气状态下再观察 24 h,确认无出血后方可拔管。一般放置三腔管不超过 3～5 天。

(5) 拔管时,先将两个气囊内的气抽出,嘱患者口服液状石蜡 20～30 mL,随后将三腔管慢慢拔出,防止撕破粘着于管腔壁上的黏膜。

【问题】

(1) 在三腔二囊管充气压迫后,如胃管通畅,如何判断止血效果?

答：可以抽吸为内容物,若无鲜血抽出,则说明出血已控制。

(2) 三腔二囊管充气压迫止血过程中,为什么要定期放气?

答：避免气囊长时间压迫食管下端或胃底黏膜,导致其糜烂、缺血坏死。

(3) 三腔二囊管拔管前为何要给患者喝液状石蜡?

答：喝液状石蜡可以减轻食管下端或胃底黏膜与气囊的粘连,避免拔管时引起出血。

(4) 三腔二囊管置管后,牵引过程中为避免黏膜糜烂、损伤,要采取哪些措施?

答：要定期放气减压,要避免牵引力过大。

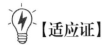**【适应证】**

用于门静脉高压引起的食管、胃底静脉曲张破裂出血。

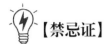**【禁忌证】**

严重冠心病、高血压和心力衰竭。

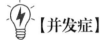**【并发症】**

（1）高血压、低血压、急性心肌梗死、心律失常等心血管意外。

（2）脑血管意外。

（3）鼻腔、口腔、会厌部损伤。

（4）食管、胃黏膜坏死。

（5）食管溃疡、穿孔、破裂。

（6）出血、感染、休克。

（7）窒息、误吸、吸入性肺炎。

（8）压迫不成功,继续出血。

【临床经验】

（1）插管动作轻柔,操作中避免因呕吐或胃内容物返流引起误吸甚至窒息的危险。

（2）掌握胃气囊和食管气囊的注气量,维持适当的气囊内压力,不宜过低或过高。

（3）妥善安置牵引：牵引重量为 0.5 kg,牵引角度为 40°～50°,牵引物距离地面 30 cm 左右,滑轮需固定于牵引架或床架上。

（4）如需经胃管灌注药物,必须先确认胃管在胃腔内方可注入,避免误入气囊发生意外。

（5）加强置管期间的观察和护理,及时发现并处理异常状况,防止并发症。

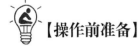**【操作前准备】**

治疗盘,包括三腔二囊管、液状石蜡、50 mL 注射器、生理盐水、血管钳 3 把、纱布、胶布、胃肠减压器、细绳、500 g 沙袋或盐水瓶。

【评分表】

表 25 - 1 为三腔二囊管考核评分表。

表 25 - 1 三腔二囊管考核评分表

项目	项目分	内容及评分标准	分值	扣分
准备	15	确定是否需要三腔二囊管,核对患者姓名,必要的沟通(解释安抚、需患者配合吞咽)	10	
		戴帽子、口罩,洗手戴手套,器械准备	5	
操作	80	嘱患者半卧位,戴手套,铺治疗巾(置弯盘于口角边)	10	
		手电检查鼻腔,用湿棉签清洁鼻孔,询问有无脱卸式假牙	10	
		取出三腔二囊管检查气囊有无漏气和管道通畅性,抽尽三腔二囊管中气体,前段 65 cm 用液状石蜡	10	
		用手三腔二囊管头端,插入至咽喉部时(14～16 cm),嘱患者吞咽(恶心时暂停,嘱深呼吸),直至 50～65 cm 处	10	
		嘱患者张口排除胃管盘曲在口中,判断胃管在胃中(抽气、打气听气过水声、置入水中看有无气泡溢出)	10	
		用注射器向胃囊内注气 150～200 mL,将开口部反折弯曲后,用止血钳夹住,向外牵引三腔管,遇阻力时表示胃囊已达胃底部,适度拉紧三腔二囊管	20	
		在三腔二囊管末端系上牵引绳,再加以 0.5 kg 重的沙袋或盐水瓶,利用固定于床架上的滑车装置牵引三腔管,达到压迫胃底和食管下段的目的	5	
		观察仍未能止血者,再用注射器向食管囊注入空气 100～150 mL,再用止血钳夹住管端,通过胃管抽出全部血液,胃管连接于胃肠减压器,了解压迫止血是否有效。记录时间	5	
其他	5	操作用力得当不粗暴,操作中时刻注意患者的生命体征;操作时态度认真严谨,沟通时有礼貌 物品基本复原、废物废料销毁、丢弃到正确的位置	5	
总分	100	总体评价:优秀　合格　差　(请打√)	得分	

第三部分

妇产科

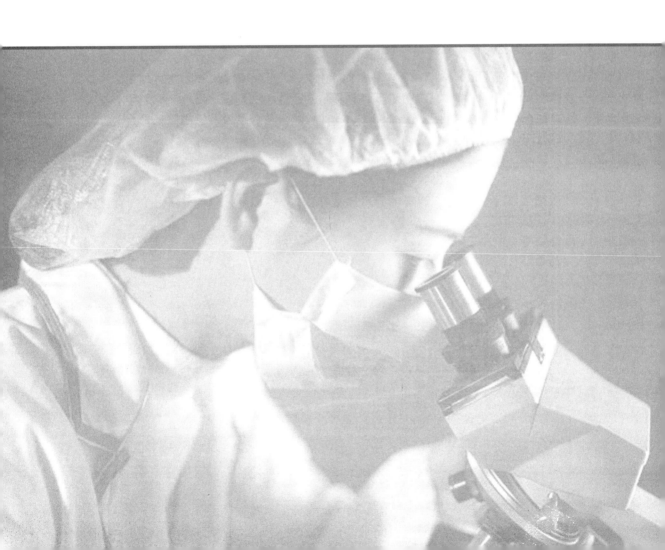

二十六、盆 腔 检 查

【场景】

急诊室内，一女性患者，30岁，因"突发左下腹疼痛2h"来院就诊，医生首先询问病史，然后进行相应检查。

问题一：作为妇产科诊治医生，询问病史中，是否要了解患者的婚育史？为什么？

答：需要，可以了解患者有无性生活，判断是否能行常规的妇科检查。

问题二：如果患者未婚未育，你将如何处理？

答：详细追问患者有无婚前性行为，如果有则可以行常规妇科检查；如果确实没有性生活，则需要做肛指和腹部联合检查，禁忌行常规妇科检查。直肠-腹部诊：是指一手示指进入直肠，另一手四指在腹部配合检查。适用于未婚者、阴道闭锁或经期不宜做阴道检查者，以替代双合诊和三合诊。检查时应尽可能将示指伸入直肠，一般可进入8～9cm，大约近半数患直肠乙状结肠癌者均可由此检查发现。

问题三：如患者就诊时有阴道出血，是否还可以做盆腔检查？

答：如遇阴道出血但确有必要行妇科检查，可在行外阴消毒后进行，以减少感染发生。

【操作要点】

1. 外阴部检查

应先观察外阴部发育情况，有无畸形，皮肤色泽、水肿、炎症、溃疡、瘢痕、赘生物或肿块等，阴毛多少和分布情况，皮肤黏膜色泽及质地变化，有无增厚、变薄或萎缩。然后分开两侧小阴唇，暴露阴道前庭及尿道口和阴道口，未婚者的处女膜多完整未破，其中有一孔，为黏膜皱折形成，其阴道口勉强可容示指；已婚者阴道口能容两指；经产妇的处女膜仅余残痕或会阴侧切瘢痕。还应嘱患者用力向下屏气，检查阴道前后壁是否膨出，有无子宫脱垂及尿失禁等。

2. 阴道窥器检查

目的是检查阴道和宫颈。当外阴部检查完毕后,再用阴道窥器和手指触诊检查阴道壁及宫颈。根据患者阴道松弛情况,选用适当阴道窥器,未婚者非经同意,禁用窥器检查。

其一,放置及取出方法。将阴道窥器两叶合拢,用润滑剂液状石蜡涂擦两叶前端。如需要进行宫颈刮片或分泌物检查时,窥器不宜用润滑剂,以免影响结果,必要时可用生理盐水替代润滑剂。放置窥器时左手示指和大拇指分开两侧小阴唇,暴露阴道口,右手持窥器沿阴道侧后壁缓慢插入阴道内,再向上向后推进入阴道,边推进边将两叶转平,并逐渐张开,直至完全暴露宫颈,然后固定窥器,但注意防止窥器两叶顶端直接碰伤宫颈导致宫颈出血(指对宫颈糜烂者)。当完成检查取出窥器时,应先将窥器两叶合拢后方可取出。

其二,视诊。检查宫颈:暴露宫颈后,观察其大小、颜色、外口形态、有无出血糜烂、腺囊肿、撕裂伤、外翻、息肉或肿块。宫颈刮片可在此时进行(详见"宫颈细胞学检查"章节)。检查阴道:轻轻旋转窥器,观察阴道前后、侧壁黏膜颜色、皱襞多少、有无阴道横隔及纵隔、双阴道等先天畸形,有无出血、溃疡或肿块,注意阴道内分泌物量、性质、颜色、有无臭味。阴道内分泌物涂片或培养的标本在此时采集,如白带增多或异常者应查找滴虫、霉菌或淋球菌等。

3. 双合诊

指经阴道两手指触诊的同时,另一手在腹部配合检查,称双合诊(见图 26 - 1)。目的在于扪清阴道、宫颈、宫体、输卵管、卵巢、子宫韧带和宫旁结缔组织等是否异常。检查者根据个人习惯,用左手或右手戴无菌手套或一次性薄膜手套,示指和中指蘸润滑剂,沿阴道后壁轻轻进入,了解阴道通畅度、深度、弹性、宽度,有无畸形、肿块或瘢痕,穹隆有无瘢痕、肿物、疼痛或饱满等。在扪及子宫颈时注意其大小长度方位、软硬度、形状、是否光滑,将宫颈向上或向两侧拨动,若出现疼痛,可了解有无宫颈举痛(此为宫腔急性炎症或盆腔内有积血表现),有无接触性出血等。子宫颈检查完毕后,阴道内的两指向上向前抬举子宫颈,使子宫体向前移位,同时另一手的 4 指指腹在下腹部轻轻向盆腔方向深压,并逐渐往耻骨联合部移动,

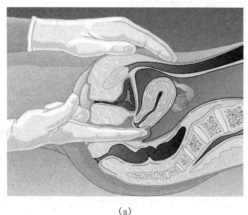
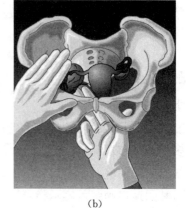

(a)   (b)

图 26 - 1 双合诊

直达盆腔及子宫后方。此时使子宫体位于两手之间,两手分别抬举和按压,相互协调,了解子宫的位置、大小、质地、形态、软硬度、活动度及有无压痛等。子宫体触诊完毕后,将阴道内两手指移向穹隆一侧,尽力往上向盆腔深部扪触,在此同时腹部的手也移向盆腔的同侧,与阴道内手指相互对合,以触摸该侧子宫及组织、卵巢、输卵管(统称附件)处有无肿块、增厚或压痛。正常情况下在双合诊时,一般摸不清卵巢及输卵管,偶有能触摸到卵巢,多为活动,无触痛。若触及增厚组织或肿物时,应注意其大小、位置、形状、质地、活动度、与子宫关系和有无压痛等。

4. 三合诊

三合诊(见图 26－2)是指直肠、阴道和腹部联合检查的方法。目的在于弥补双合诊的不足。检查时,一手中指放入直肠、示指放入阴道以代替双合诊时阴道内的两指,另一手置于腹部协同触诊,其方法同双合诊,可查清后倾后屈子宫的大小、子宫后壁情况、主韧带、子宫圆韧带、子宫直肠窝、阴道直肠隔、盆腔内侧壁及直肠等情况,注意有无增厚、压痛及肿物。

需要指出的是,对于子宫颈癌患者必须做三合诊检查,以确定临床分期,减少漏诊。

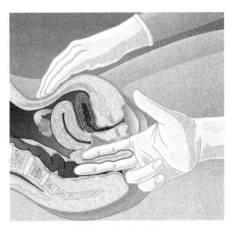

图 26－2 三合诊

 【并发症】

(1) 无性生活的女性行妇科检查可能导致处女膜损伤。

(2) 正常月经期应避免进行妇科检查,以防感染或经血倒流致子宫内膜异位。

【注意事项】

(1) 检查者态度要严肃认真,操作轻柔。

(2) 检查前应嘱患者排尿,必要时可导尿。

(3) 每检查一人,应更换置于臀部下面的垫单,以防发生交叉感染。

(4) 妇科检查一般取膀胱截石位,少数尿瘘患者需取胸膝卧位。患者臀部置于检查台缘,头略抬高,两手平放于身体两侧,以便腹肌放松。检查者面向患者,立在患者两腿之间。

(5) 正常月经期应避免进行妇科检查,以防感染或经血倒流致子宫内膜异位。如为异常阴道出血,须行外阴消毒和使用无菌手套及器械进行检查。

(6) 对无性生活者禁做双合诊及阴道窥器检查,而行直肠-腹部诊。若确需检查时,应经其家属及本人同意后方可用食指缓慢放入阴道扪诊。

(7) 男医师对患者进行检查时,需要有其他医护人员在场陪同,以减轻患者心理紧张和避免发生不必要的误会。

（8）完成检查后，应清洁患者外阴润滑剂、分泌物和肛周粪污物，弃去一次性垫单。

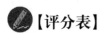 【临床经验】

（1）疑有盆腔内病变的腹壁肥厚、高度紧张不合作或未婚患者，若盆腔检查不满意而又确需盆腔检查协助诊断时，可在麻醉下行盆腔检查。

（2）当检查者的两指进入阴道后，患者感到疼痛不适时，应该用示指代替两指进行双合诊检查。

（3）检查时发现盆腔一侧有明显疼痛时，应改从对侧检查，再做患侧检查，切不可强行检查。

【评分表】

表 26-1 为盆腔检查考核评分标准。

表 26-1　盆腔检查考核评分标准

姓名　　　　学号

项目	分值	具 体 内 容	标准分	扣分
操作前准备	10	物品及铺巾准备，嘱患者排空膀胱；医患沟通（辅以口述）	10	
操作过程	75	患者体位	5	
		外阴检查	5	
		操作步骤（需辅以口述，无口述不给分）	65	
		戴手套，放置窥阴器手法轻柔，避免损伤（5分）；宫颈暴露清楚，描述准确（10分）；对阴道壁进行窥诊，描述准确（15分）；从脐部开始向下检查（5分）；检查子宫及双侧附件，描述准确、完整（20分）；双合诊完成后，行三合诊检查了解子宫直肠窝情况（10分）		
总体评价	15	操作熟练，顺序有条理	5	
		爱伤观念、文明用语、尊重隐私、态度	5	
		操作器具整理	5	
总分	100	总体评价：优秀　合格　差　（请打√）	得分	

评分：　　　　　评卷医师：

二十七、产科检查（含四步触诊法、骨盆外测量）

【场景】

急诊室内，一孕妇，30 岁，因"孕 38 周，腰酸 2 小时"来院就诊，自诉从未行规范产前检查。医生首先询问病史，发现胎心正常，然后进行相应检查。

问题一：作为产科医生，询问病史中发现患者为初产妇，无正规产前检查，请问需要做哪些产科基本的体格检查？为什么？

答：目前国内外指南指出，孕期无需接受骨盆内、外测量。若选择阴道分娩，妊娠晚期可对骨盆出口径线进行评估。

问题二：产科检查时，有哪些情况应避免肛查？

答：前置胎盘（尤其是中央型前置胎盘）或不明原因的产前出血患者尽量避免肛查。

问题三：你是否知道骨盆外测量各径线的正常值？

答：髂棘间径 23～26 cm，髂嵴间径 25～28 cm，骶耻外径 18～20 cm，坐骨结节间径 8.5～9.5 cm，出口后矢状径 8～9 cm，耻骨弓角度 90°。

【操作前准备】

1. 医生准备

（1）检查前了解孕妇孕周、预产期、既往史，本次妊娠过程等情况。

（2）产科检查前了解孕妇一般情况，测血压、体重，注意有无水肿等情况。

（3）穿着清洁、整齐，洗净双手，剪齐指甲，取下首饰物，态度亲切，动作轻柔，检查者不宜过多。

（4）检查前向患者交待步骤、内容，可能存在的不适感觉，避免紧张，建立信任感，能主动配合检查。

2. 患者准备

(1) 穿着宽松易脱卸衣裤。

(2) 检查前排空膀胱。

(3) 基本了解检查步骤,避免紧张,配合医生。

3. 物品准备

听诊器或多普勒胎心仪,骨盆测量器(骨盆外测量器、骨盆出口测量器),软尺,手套,润滑油,消毒液,卵圆钳,生理盐水等。

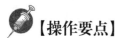

【操作要点】

(1) 孕妇排空膀胱后仰卧于检查床上,露出腹部,双腿屈曲稍分开,使腹肌放松。

(2) 腹部检查:

① 视诊　观察腹型及大小有无妊娠纹、手术瘢痕及水肿等。

② 触诊　注意腹壁肌的紧张度,有无腹直肌分离,羊水多少及子宫肌敏感度,用手测宫底高度,用软尺测耻上子宫长度及腹围值。随后检查子宫大小、胎产式胎先露、胎方位以及胎先露部是否衔接。

四步触诊法(见图 27 - 1):前 3 步操作时检查者面向孕妇,第 4 步操作时面向孕妇足端;第 1 步,检查者面向孕妇,两手置于子宫底部,了解子宫外形并测得宫底高度,估计胎儿大小与妊娠周数是否相符,然后以双手指腹相对轻推,判断宫底部的胎儿部分;第 2 步,检查者双手分别置于腹部左右侧,一手固定,另一手轻轻深按检查,两手交替,仔细分辨胎背及胎儿四肢的位置;第 3 步,检查者拇指与其余 4 指分开,置于耻骨联合上方握住胎先露部,进一步查清是胎头或胎臀,左右推动以确定是否衔接;第 4 步,检查者面向孕妇足端,两手分别置于胎先露部的两侧,向骨盆入口方向向下深按,再次核对胎先露部的诊断是否正确,并确定胎先露部入盆的程度。

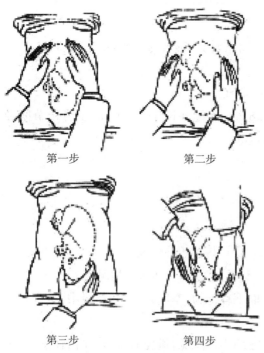

第一步　　　　第二步

第三步　　　　第四步

图 27 - 1　四步触诊法

③ 听诊　胎心在靠近胎背方的孕妇腹壁听得最清楚,注意有无与胎心率相似的吹风样脐带杂音。

(3) **骨盆外测量:**测量前首先应了解正常育龄期女性的骨盆各径线的正常值,以判断测量结果是否属于异常。

髂棘间径:孕妇取伸腿仰卧位,测量两髂前上棘外缘的距离(见图 27 - 2)。

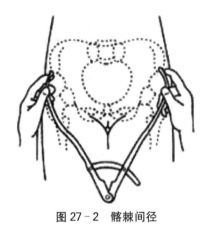

图 27 - 2　髂棘间径

髂嵴间径:孕妇取伸腿仰卧位,测量两髂嵴外缘最宽的距离(见图 27 - 3)。

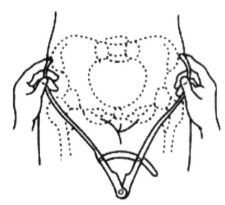

图 27 - 3　髂棘间径和髂嵴间径

骶耻外径:孕妇取左侧卧位,右腿伸直,左腿屈曲测量第 5 腰椎棘突下至耻骨联合上缘中点的距离,此径线间接推测骨盆入口前后径长度(见图 27 - 4)。

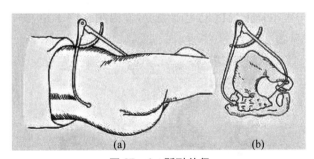

(a)　　　　　　　　(b)

图 27 - 4　骶耻外径

坐骨结节间径(又称出口横径):孕妇取仰卧位,两腿弯曲,双手紧抱双膝,使髋关节和膝关节全屈,用柯式骨盆出口测量器测量两坐骨结节内侧缘的距离(见图 27 - 5)。

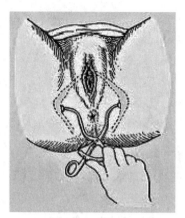

图 27 - 5　坐骨结节间径

出口后矢状径：检查者带指套的右手示指伸入孕妇肛门向骶骨方向，拇指置于孕妇体外骶尾部，2 指共同找到骶骨尖端，用尺放于坐骨结节径线上，用汤姆斯出口测量器一端放于坐骨结节间径的中点，另一端放于骶骨尖端处，测量器标出的数字即为出口后矢状径值（见图 27 - 6）。

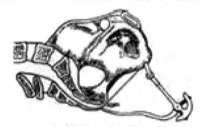

图 27 - 6　出口后矢状径

耻骨弓角度：用两手拇指指尖斜着对拢，放置在耻骨联合下缘，左右两拇指平放在耻骨降支上，测量两拇指间角度，即为耻骨弓角度，反映骨盆出口横径的宽度。

（4）骨盆内测量：适用于骨盆外侧量有狭窄者。孕妇取仰卧截石位，外阴部消毒，检查者戴消毒手套并涂润滑油。

对角径：检查者一手的示、中指伸入阴道，用中指尖触到骶岬上缘中点，示指上缘紧贴耻骨联合下缘，用另一手示指正确标记此接触点，抽出阴道内手指，测量中指尖至此接触点的距离，即为对角径（见图 27 - 7）。

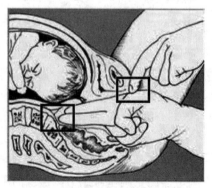

图 27 - 7　对角径

坐骨棘间径：一手示中指放入阴道内,分别触及两侧坐骨棘,估计其间的距离(见图 27 - 8),也可用中骨盆测量器,以手指引导测量。坐骨切迹宽度：将阴道内的示指置于髂棘韧带上移动,若能容纳 3 根指为正常。

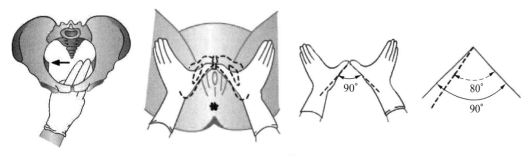

图 27 - 8　坐骨棘间径

(5) 阴道检查：

① 孕早期初诊时用阴道窥器了解阴道情况,白带常规检查,宫颈检查表面有无炎症,行宫颈刮片排除肿瘤,检查宫体大小是否与停经月份符合,附件有无肿块。

② 孕 24 周以后首次检查主要测定骨盆对角径有无异常。

③ 孕后期应避免阴道检查。

(6) 肛诊：了解胎先露部,胫骨前弯曲度,坐骨棘间径及坐骨切迹宽度及骶尾关节活动度,测量后矢状径。

【并发症】

(1) 做产科检查时如果动作粗暴,可能诱发宫缩,导致早产或胎盘早剥,危及孕产妇生命。

(2) 如果没有排除禁忌证的情况下,有阴道出血的患者盲目做阴道检查或肛查,可能诱发前置胎盘的患者大出血,危及孕产妇生命。

【注意事项】

尽量减少产妇的暴露时间,操作轻柔,切忌粗暴操作。

【临床经验】

检查前充分了解检查步骤,熟悉病史,熟记骨盆内、外测量的正常值范围。

【评分表】

表 27 - 1 为产科检查(宫高、腹围＋四步触诊＋骨盆外测量)考核评分标准。

表 27-1 产科检查(宫高、腹围+四步触诊+骨盆外测量)考核评分标准

姓名　　　学号

项目	分值	具 体 内 容	标准分	扣分
操作前准备	10	物品准备,嘱患者排空膀胱;医患沟通(需辅以口述)	10	
操作过程	77	患者体位(需辅以口述,无口述不给分)	5	
		宫高、腹围的测量(无口述不给分)	10	
		四步手法第1步(方法及意义)(无口述不给分)	8	
		四步手法第2步(方法及意义)(无口述不给分)	8	
		四步手法第3步(方法及意义)(无口述不给分)	8	
		四步手法第4步(方法及意义)(无口述不给分)	8	
		骨盆外测量(无口述不给分)	30	
		被检查者体位正确、骨性标志定位准确;测量数据准确、掌握各径线的正常值及临床意义：髂棘间径(4分)、髂嵴间径(4分)、骶耻外径(4分)、坐骨结节间径(9分)、耻骨弓角度(9分)		
总体评价	13	操作熟练,有条理	5	
		爱伤观念、文明用语、尊重隐私、态度	5	
		操作器具整理	3	
总分	100	总体评价: 优秀　合格　差　(请打√)	得分	

评分：　　　　　评卷医师：

二十八、分娩过程与各产程处理

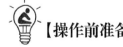

【场景】

急诊室内,一女性孕妇患者,30岁,因"孕38周,阵发性下腹痛5h"来院就诊,医生首先询问病史,产妇定期产检无殊,现规律宫缩,胎心正常,胎位LOT,肛查:先露头,−1,宫口3cm。

问题一: 作为产科诊治医生,根据目前的病史和检查结果,请问产妇是否已经临产? 依据是什么?

答: 已经临产,进入第1产程;依据:规律宫缩,先露下降伴宫口扩张。

问题二: 该产妇目前阶段的处理要点?

答: 密切观察子宫收缩,胎心,宫口扩张及胎头下降,胎膜破裂,精神状态并给予安慰,测量血压,了解产妇的饮食、活动与休息、排尿与排便情况,做肛门检查或阴道检查等。

问题三: 分娩时会阴切开的目的是什么? 有几种切开缝合的方法?

答: 会阴切开主要是为了避免会阴过度扩展,利于胎儿娩出,减少可能产生的软产道组织损伤。分为会阴侧切(左右均可)及会阴正中切开缝合术,两者各有利弊。

【操作前准备】

1. 医生准备

(1)检查前了解产妇病史、孕周、预产期、既往史及本次妊娠早中期情况。

(2)穿着工作服,戴好口罩帽子,脱下饰物,洗净双手,整齐,清洁,态度亲切,动作轻柔。

(3)了解孕妇的一般情况,测血压,观察有无水肿。

(4)检查前详细讲解步骤,可能出现的不适感觉,与产妇进行交流,减轻产妇恐惧感,建立信任,做到主动配合。

2．产妇准备

（1）换上医院规定的衣物，外阴剃除阴毛，肥皂水、温开水清洗外阴，排空膀胱，必要时灌肠处理。

（2）少量多次进食，注意水分摄入，可以适当运动。

（3）大致了解产程的进展情况，避免紧张，配合医生的各项检查和处理过程。

3．物品准备

手套、生理盐水、液状石蜡、肥皂液、消毒液、长镊、卵圆钳、血管钳、导尿管、肛管、胎心听诊器、尺、骨盆测量器、消毒治疗巾及产包。

 【分娩机制】

概念：指胎儿先露部随着骨盆各平面的不同形态，被动地进行一连串适应性转动，以其最小径线通过产道的全过程。临床上以枕左前位最为多见。步骤为：衔接、下降、俯屈、内旋转、仰伸、复位及外旋转、胎儿娩出。

 【总产程】

总产程即分娩全过程，从开始出现规律宫缩直到胎儿胎盘娩出。临床分为 3 个产程：

1．第一产程(first stage of labor)（宫颈扩张期）

（1）临床表现：规律宫缩，宫口扩张，胎头下降程度，胎膜破裂。

（2）观察内容及处理：子宫收缩，胎心，宫口扩张及胎头下降，胎膜破裂；产妇的精神状态并给予安慰，测血压，饮食，活动与休息，排尿与排便，肛门检查阴道检查等。

2．第二产程(second stage of labor)（胎儿娩出期）

（1）临床表现：胎头披露，胎头着冠，胎体娩出等。

（2）观察内容及处理：密切监测胎心，指导孕妇屏气，接产准备；接产。

3．第三产程(third stage of labor)（胎盘娩出期）

（1）临床表现：胎盘剥离并排出。

（2）观察内容及处理：新生儿处理包括：清理呼吸道、阿普加评分、处理脐带、处理新生儿，协助胎盘娩出，检查胎盘胎膜，检查软产道，预防产后出血。

 【并发症】

（1）会阴血肿：常由于缝合时止血不彻底、缝合位置不合理引起。血肿较小且无进展、全身情况尚可，可予以局部冷敷、压迫，若血肿较大或有增大趋势，应尽快清除淤血，如出血多合并休克，则按照休克处理，必要时手术止血。

（2）伤口感染：立即拆线，彻底清创引流、换药。

（3）伤口裂开：窦道打开并换药，可用高锰酸钾坐浴，促进伤口愈合，必要时待伤口清洁后行二期缝合。

⚡【注意事项】

（1）待产室保持安静、清洁，工作人员。参观人员不宜过多。

（2）初产妇听到负面诉说，产生害怕、恐惧分娩心理，需多多予以心理疏导。

（3）接产前充分做好各项消毒等准备。

（4）产后 2 h 观察不能忽视。

🐞【临床经验】

（1）产程的观察很重要，要密切注意胎心、羊水性状、宫缩及先露下降和宫口扩张情况，产程中随时会发生胎儿窘迫，胎死宫内。

（2）产程时间过长，产妇过度疲劳，会导致产后出血等并发症，危及孕产妇生命。

✏️【评分表】

表 28 - 1 为分娩和各产程处理考核评分标准。

表 28 - 1 分娩和各产程处理考核评分标准

姓名　　　　学号

项目	分值	具 体 内 容	标准分	扣分
操作前准备	12	物品准备，医患沟通（需辅以口述）	6	
		医生准备（戴口罩帽子，清洁双手），嘱患者排空膀胱。	6	
操作过程	75	第 1 产程临床表现、观察内容及处理（需辅以口述，无口述不给分）	25	
		第 2 产程临床表现、观察内容及处理（无口述不给分）	25	
		第 3 产程临床表现、观察内容及处理（含新生儿处理）（无口述不给分）	25	
总体评价	13	操作熟练，有条理	5	
		爱伤观念、文明用语、尊重隐私、态度	5	
		操作器具整理	3	
总分	100	总体评价：优秀　合格　差　（请打√）	得分	

评分：　　　　　　评卷医师：

二十九、分段诊刮（含外阴、阴道消毒）

【场景】

妇科门诊内，一女性患者，44岁，因"阴道不规则出血3周，量多2天"前来就诊，B超检查提示"子宫内膜厚度18mm，回声欠均匀"。追问病史，合并有慢性高血压及糖尿病病史十余年。

问题一： 对于已婚患者，阴道出血时是否可以进行妇科检查？有何注意事项？

答： 如为异常子宫出血患者（如本例患者），可以进行妇科检查，这也是必须的，因为有些患者的出血症状是由于阴道或宫颈疾病引起的，妇科检查可明确出血来源。需要注意的是，阴道出血时进行阴道检查之前应规范消毒外阴，以避免感染。

问题二： 如患者需进行分段诊刮，术中应注意什么？

答： 首先，术前应严格消毒，以避免引发生殖道感染；其次，操作流程应遵循"先颈管、后宫腔"的顺序，不应顺序颠倒；最后，术后应进行相应的宣教，包括追踪病理报告及后续处理。

问题三： 出现哪些情况时，需要考虑行刮宫术呢？

答： 当患者出现异常子宫出血或阴道排液，为排除内膜病变、结核等疾病时，可行分段诊刮术。此外，为了了解不孕症患者有无排卵及子宫内膜情况或清除自然流产、不全流产、葡萄胎等异常妊娠的宫腔内容物，也会行刮宫术。

【操作前准备】

1. 医生准备

（1）消毒者剪短指甲。

（2）进入手术室后更换手术衣、裤、鞋。

（3）戴好帽子、口罩。

（4）术者双手、手臂消毒。

2. 材料准备

(1) 消毒诊刮包：无菌钳、窥阴器、宫颈钳、宫颈扩张器、探针、刮匙(大、小)、长棉签、纱布、消毒碗。

(2) 中单 1 条、无菌小布巾 4 块、手术大单 2 块、有孔大单 1 块,无菌手套。

(3) 消毒液(安尔碘或聚维酮碘),如碘过敏,备 0.1％苯扎溴铵溶液。

(4) 标本容器、10％甲醛、病理申请单。

3. 患者准备

(1) 全面了解病史,完善体格检查及术前准备,排除禁忌证,向患者说明手术的目的及风险,签署知情同意书。

(2) 诊刮通常无须麻醉,如有条件或要求,可在静脉麻醉下进行。

(3) 术前排空膀胱,取截石位。

【适应证】

分段诊刮术主要针对出现异常子宫出血或阴道排液的患者,为排除内膜病变、结核等疾病,也可作为异位妊娠的鉴别诊断方法。而刮宫术还可以用于了解不孕症患者有无排卵及子宫内膜情况,清除自然流产、不全流产、葡萄胎等异常妊娠的宫腔内容物。

【禁忌证】

(1) 急性生殖道炎症。

(2) 可疑宫内妊娠且有继续妊娠要求者。

(3) 严重的全身性疾病,如血液系统疾病致凝血功能障碍等。

(4) 手术当日体温＞37.5℃。

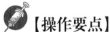【操作要点】

1. 外阴阴道消毒(见图 29-1)

(1) 患者排空膀胱后取膀胱截石位,消毒者常规外科洗手。用卵圆钳钳夹无菌小纱布蘸聚维酮碘消毒液消毒外阴部,消毒顺序：①大小阴唇；②阴阜；③大腿内上 1/3；④会阴及肛门周围,由内向外,由上向下,最后消毒肛门,共消毒 3 次。

(2) 换另一卵圆钳钳夹无菌小纱布蘸聚维酮碘消毒液伸入阴道消毒阴道四周,由里向外消毒,消毒 2 次。

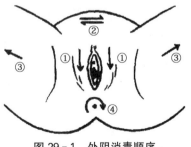

图 29-1 外阴消毒顺序

2. 外阴铺巾(见图 29-2)

(1) 将中单双折铺于患者臀部下面(上覆盖小布巾 1 块)。

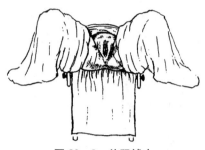

图 29-2 外阴铺巾

（2）1 块小布巾铺在耻骨联合上。

（3）2 块小布巾折边铺外阴两侧（两大腿内侧），布巾钳固定，暴露外阴部。

（4）医生及护士，共同铺置手术大单。

（5）最后铺有孔大单。

3. 分段诊刮术

（1）术者穿无菌手术衣、戴无菌手套。

（2）检查手术器械，无菌石蜡油擦拭窥阴器两叶前端、宫颈扩张器前端。

（3）行双合诊检查，确定子宫大小、位置及附件情况。查毕更换无菌手套。

（4）放置阴道窥器，暴露宫颈，宫颈钳固定宫颈，再次用聚维酮碘纱消毒阴道、宫颈，长棉签 2 个蘸消毒液消毒宫颈管。

（5）搔刮宫颈管：在阴道窥器后叶上铺置一块无菌盐水纱布，顶端达阴道后穹隆处。将小号刮匙深入宫颈管 2~3 cm 自宫颈管内口至外口顺序刮宫颈管一周。取出纱布，收集刮出的宫颈组织，装瓶固定于 10％甲醛溶液，送病理检查；如无组织物刮出，则行涂片找癌细胞。

（6）搔刮宫腔：于阴道后穹隆处铺置另一块盐水纱布，按照子宫位置调整探针弧度，探针仔细探查子宫方向及宫腔深度，小号刮匙深入宫腔搔刮，刮匙由内向外沿宫腔四壁宫底及两侧宫角有序地将内膜刮出，并注意宫腔有无变形及高低不平等。如果宫颈内口过紧，刮匙无法置入，可先用宫颈扩张器由小到大逐一扩张至刮匙能进入为止，取出纱布收集刮出的内膜组织，装瓶固定于 10％甲醛溶液中，送病理检查；如无组织物刮出，则行涂片或液基细胞学找癌细胞。

（7）再次探查宫腔深度。撤除宫颈钳，检查宫颈钳夹处有无活动性出血及裂伤，观察宫颈管内有无活动性出血，如无出血，可撤除窥阴器。术毕。

（8）术后需观察患者生命体征、腹痛及阴道流血情况，并追踪病理报告。

【并发症】

（1）子宫穿孔：是严重的并发症，应及时发现、立即处理。术中如出现"子宫无底"的感觉或者刮匙（或探针）进入宫腔的深度明显超过测量的深度，要考虑已出现了子宫穿孔，多发生于哺乳期、子宫位置不明等情况或操作不慎。怀疑子宫穿孔后应立即停止操作，评估有无内出血及脏器损伤等情况。如破口小、生命体征稳定，可保守治疗，如破口较大或已出现活动性内出血、脏器损伤等情况，应立即剖腹（或腹腔镜下）探查，针对损伤情况做相应处理。

（2）出血：对可疑子宫内膜癌、黏膜下肌瘤、稽留流产等患者，常易出现出血过多，术前应配血并开放静脉。如出血较多时可使用缩宫素等药物促进子宫收缩，减少出血。

（3）感染：对于出血时间长，合并贫血、糖尿病、免疫功能低下等患者，围手术期应适当使用抗生素预防感染，术中应严格注意无菌操作。

（4）宫腔粘连：颈管、宫腔均可发生粘连，可出现继发的闭经、周期性腹痛、不孕等症状。如出现颈管粘连，可采用探针或小号扩张器缓慢扩张宫颈。如宫腔粘连，则建议行宫腔镜下分离术,术后可放置节育环并口服雌激素等预防再次粘连。

【注意事项】

(1) 在搔刮宫颈管前勿用探针探查宫腔,以避免将宫颈管组织带入宫腔混淆诊断。

(2) 在搔刮宫颈管时刮匙注意不要伸入过深,以免进入宫腔将宫腔内组织物带出,影响宫颈管搔刮准确性。

【临床经验】

(1) 在以探针探宫腔时,如果觉得探针曲度不合适时,注意不要直接用手去弯曲探针,而需以纱布包裹探针弯曲,然后沿子宫自然弧度缓缓进入,切忌用暴力。在这个过程中如果进入宫腔困难,可以重新检查子宫位置确认。

(2) 如刮出物肉眼观察高度怀疑为癌组织时,不应继续刮宫,以防出血及癌扩散。若未见明显癌组织时,应全面刮宫以防漏诊。

【评分表】

表 29-1 为会阴消毒及分段诊刮术考核评分标准。

表 29-1 会阴消毒及分段诊刮术考核评分标准

姓名　　　　学号

项目	分值	具 体 内 容	标准分	扣分
操作前准备	10	物品准备,医患沟通,嘱患者排空膀胱(需辅以口述)	10	
操作过程	75	外阴阴道消毒(范围、顺序)	15	
		外阴铺巾(范围、顺序)	15	
		分段诊刮术(辅以口述)		
		阴道检查了解子宫、附件情况	5	
		宫颈钳钳夹宫颈前唇	3	
		先不探查宫腔深度	5	
		阴道后穹隆处置盐水纱布一块	3	
		小刮匙自宫颈内口至外口顺序刮宫颈管一周	8	
		探针测量宫腔深度	3	
		阴道后穹隆另置盐水纱布一块	3	
		刮匙进入宫腔由内向外沿宫腔四壁及两侧宫角有次序地将内膜刮除	10	
		将所刮取组织置纱布上,取出刮出的宫颈管组织及宫腔内膜组织分别装瓶、10%甲醛溶液固定,送检	5	

（续表）

项目	分值	具 体 内 容	标准分	扣分
总体评价	15	操作熟练，有无菌观念	10	
		爱伤观念、文明用语、尊重隐私、态度	3	
		操作器具整理	2	
总分	**100**	**总体评价：优秀　合格　差　（请打√）**	**得分**	

评分：　　　　　评卷医师：

三十、后穹隆穿刺术

【场景】

妇科急诊,一女性患者,23岁,因"停经56天,阴道少量出血1周,下腹痛2h"来院。患者平素月经规则,有盆腔炎病史。查尿HCG阳性。查体发现宫颈举痛明显,子宫正常大小,右附件区可扪及直径4cm肿块,压痛明显。

问题一: 本例患者需要考虑进行后穹隆穿刺术吗? 为什么?

答: 需要。一般当怀疑患者有腹腔内出血的情况下会考虑进行穿刺,此外当腹腔内疑有积脓或积液时,为了解积液性质、引流或进行病理检查,均可进行穿刺术。本例患者目前考虑异位妊娠合并腹腔内出血,故有必要进行后穹隆穿刺术。

问题二: 哪些患者不宜进行后穹隆穿刺术?

答: 严重的盆腔粘连、疑有肠管粘连,子宫直肠陷窝完全被巨大肿物占据,合并有严重的阴道炎症等情况,不宜进行穿刺术。

问题三: 如本例患者后穹隆穿刺术未抽出任何液体,考虑有哪些情况?

答: 可能患者并无腹腔内出血或出血量极少,或者子宫直肠窝内积血部分已形成血块,导致针头无法吸出,也可能是术者穿刺针头误入肠管、子宫体等位置,无法抽出积血。

【操作前准备】

1. 器械准备

(1) 5～10 mL注射器、长针头、窥阴器、宫颈抓钳、卵圆钳、消毒纱球若干,消毒手套,消毒洞巾等。

(2) 根据实际需要,准备玻片、培养皿、无水酒精、抗生素等。

2. 患者准备

(1) 向患者说明操作目的及必要性,签署知情同意书。

(2) 嘱患者排空膀胱,取膀胱截石位。

3. 操作者准备

(1) 充分了解病史,包括既往史、合并症及手术史等信息。

(2) 术前常规洗手,戴好口罩、帽子。

(3) 操作前盆腔检查,了解阴道分泌物性状,确认无急性生殖道炎症;了解子宫大小、位置及宫旁情况,特别注意子宫直肠窝有无肿块;如有阴道出血,应严格消毒后方可检查及操作。

【操作要点】

(1) 患者排空膀胱,取膀胱截石位,外阴、阴道常规消毒、铺巾。

(2) 阴道检查了解子宫、附件情况,注意后穹隆是否膨隆。

(3) 阴道窥器充分暴露宫颈及阴道后穹隆,再次消毒。

(4) 用宫颈钳钳夹宫颈后唇,向前提拉,充分暴露后穹隆,局部消毒。

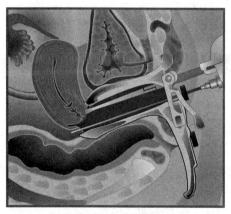

图 30-1　后穹隆穿刺术

(5) 用长针头接 5~10 mL 注射器,检查针头有无堵塞,在后穹隆中央或稍偏病侧,距离阴道后壁与宫颈后唇交界处稍下方平行宫颈管刺入,当针穿过阴道壁,有落空感后(进针深约 2 cm),立即抽吸,必要时适当改变方向或深度,如无液体抽出,可边退针边抽吸(见图 30-1)。

(6) 针管针头拔出后,穿刺点如有活动性出血,可用棉球压迫片刻。血止后取出阴道窥器。

(7) 如抽出血液应静置 5~10 min,观察其是否凝集。

【穿刺液性质和结果判断】

1. 血液

(1) 新鲜血液:放置后迅速凝固,为刺伤血管应改变穿刺针方向。

(2) 陈旧性暗红色血液:放置 5 min 以上不凝固表明有腹腔内出血。多见于异位妊娠、卵巢黄体破裂或其他脏器如脾破裂等。

(3) 小血块或不凝固陈旧性血液:多见于陈旧性宫外孕。

(4) 巧克力色黏稠液体:镜下见不成形碎片,多为卵巢子宫内膜异位囊肿破裂。

2. 脓液

脓液呈黄色、黄绿色、淡巧克力色,质稀薄或浓稠,有臭味。提示盆腔及腹腔内有化脓性病变或脓肿破裂。脓液应送细胞学涂片、细菌培养、药物敏感试验。必要时行切开引流术。

3. 炎性渗出物

炎性渗出物呈粉红色、淡黄色混浊液体,提示盆腔及腹腔内有炎症。应行细胞学涂片、细菌培养、药物敏感试验。

4. 腹水

腹水有血性、浆液性、黏液性等。应送常规化验,包括比重、总细胞数、红、白细胞数、蛋白定量、浆膜黏蛋白实验及细胞学检查。必要时检查抗酸杆菌、结核杆菌培养及动物接种。肉眼血性腹水,多疑为恶性肿瘤,应行细胞学检查。

【并发症】

(1) 误伤血管:进针方向有误可致血管损伤,抽出的血液静置后会出现凝固。如穿刺后患者诉肛门坠胀明显甚至血压下降,应及时盆腔检查,必要时行超声检查,了解有无血肿形成。

(2) 直肠损伤:进针位置及深度未掌握好或者盆腔粘连的患者可能会伤及直肠,一般损伤较小时无须特殊处理,如破口较大出现相关症状,应请外科会诊,共同制订治疗方案。

(3) 感染:应严格按照无菌原则进行操作,有急性阴道炎症者应治疗后方行穿刺。

【注意事项】

(1) 穿刺方向:后穹隆中点进针,采用与子宫颈管平行的方向,深入至直肠子宫陷凹。不可过分向前或向后,以免针头刺入宫体或进入直肠。

(2) 有条件或病情允许时,可先行 B 超检查,以协助诊断后穹隆有无液体及液体量多少。

【临床经验】

(1) 后穹隆穿刺未抽出血液,不能完全排除腹腔内出血。因为内出血量少、血肿位置高或与周围组织粘连时,均可造成假阴性。

(2) 穿刺深度要适当,一般 2～3 cm,过深可刺入盆腔器官或穿入血管。若积液量较少时,过深的针头可超过液平面,抽不出液体而延误诊断。

【评分表】

表 30 - 1 为后穹隆穿刺术考核评分标准。

表 30 - 1　后穹隆穿刺术考核评分标准

姓名　　　学号

项目	分值	具　体　内　容	标准分	扣分
操作前准备	10	物品准备,医患沟通,嘱患者排空膀胱(需辅以口述)	10	
操作过程	75	外阴阴道消毒顺序规范	10	
		铺巾	5	
		后穹隆穿刺术(辅以口述)		
		宫颈钳固定宫颈,暴露后穹隆 进针位置、深度正确 穿刺成功(见正确穿刺液) 穿刺后压迫穿刺点 穿刺液涂片、送检,或 口述穿刺液静置后为不凝血 (具体根据所提供病例决定)	10 20 20 5 5	
总体评价	15	操作熟练,有无菌观念	8	
		爱伤观念、文明用语、尊重隐私、态度	5	
		操作器具整理	2	
总分	100	总体评价: 优秀　合格　差　(请打√)	得分	

评分:　　　　　评卷医师:

三十一、阴道分泌物检查及宫颈细胞学检查

【场景】

妇科门诊,一女性患者,27岁,因"反复同房后阴道出血2月余"来院就诊。患者平素月经规则,近两月每次同房后均出现少量阴道出血,颜色较新鲜,故前来就诊,排除妇科相关疾病。

问题一: 同房后阴道出血一般考虑哪些疾病?

答: 如出血量少且无明显疼痛,应首先考虑宫颈疾病,如宫颈息肉、宫颈肿瘤等,其他原因如生殖道损伤、子宫内膜异位症、生殖道炎症、节育环等,也应考虑。

问题二: 针对该患者,可以考虑做哪些检查以帮助诊断?

答: 首先,规范的妇科检查是必须的,可以仔细观察阴道、宫颈有无赘生物、损伤等情况;其次,应留取阴道分泌物进行相关化验,排除阴道炎症;第三,为排除宫颈肿瘤,应进行宫颈细胞学检查。此外,尿妊娠试验、妇科B超等检查也可根据需要进行选择。

问题三: 哪些人需要进行宫颈细胞学检查?

答: 包括一般人群的宫颈癌筛查,有接触性出血、不规则阴道出血或排液者,因妇科良性疾病拟行子宫切除术前,以及高危人群的复查,如宫颈疾病治疗后的随诊。

【操作前准备】

1. 器械准备

(1)一次性臀部垫单。

(2)一次性手套。

(3)一次性窥阴器,长棉签,试管,无菌培养管,生理盐水,细胞学检查申请单。

(4)两种细胞学检查方法:①巴氏细胞学检查,备宫颈木刮片、载玻片、95%酒精;②液

基细胞学检查,需备取样器、保存液。

2. 患者准备

(1) 检查前应排空膀胱。

(2) 为避免交叉感染,每位患者应在检查前在臀部下铺一张一次性垫单,检查结束后应立即丢入医疗垃圾袋。

3. 检查者准备

(1) 检查者在检查前应充分了解患者的既往史及月经婚育史,并告知患者检查的必要性和可能引起的不适,使其情绪放松。

(2) 检查者在检查前应洗手并擦干。

【操作要点】

1. 阴道分泌物检查

(1) 根据患者年龄、阴道壁松弛情况,选用适当大小的窥器。有阴道出血者一般不行阴道分泌物检查。

(2) 窥器充分暴露阴道及宫颈,用长棉签刮取阴道侧壁上 1/3 黏膜上附着的分泌物后,根据检查需要,放入无菌培养管或者装有生理盐水的试管中。

(3) 取样后尽快送至实验室进行相关化验。

2. 巴氏涂片检查

(1) 一次性窥器充分暴露阴道及宫颈,观察宫颈大小、颜色、鳞柱交接部,注意有无柱状上皮异位、腺囊肿、息肉或赘生物等,如果阴道分泌物过多,用无菌金属镊取无菌干棉球轻轻擦拭黏液。

(2) 在宫颈外口用木刮片(尖端朝宫颈口、斜面靠宫颈),旋转 360°,取材要全面,宫颈鳞柱交接部是宫颈癌的好发部位,刮片时注意不要遗漏。注意用力过重易损伤宫颈引起出血,用力过轻可能刮下的细胞少,两者均影响阅片结果。

(3) 刮取的细胞立即顺同一方向涂抹于干净载玻片上,不可重复涂抹以免细胞被破坏。

(4) 载玻片标记后,立即放入 95% 酒精中固定,至少 15 min;不可久留空气中,以免细胞干燥、皱缩、变形。

(5) 将患者的个人资料和病历填写在宫颈细胞学检查申请单上,字迹工整,尽可能提供相关的临床信息。

(6) 将标本和宫颈细胞学检查申请单统一管理,以便送往实验室。

3. 液基细胞学检查

(1) 一次性窥器充分暴露阴道及宫颈,观察宫颈大小、颜色、鳞柱交接部,注意有无柱状上皮异位、腺囊肿、息肉或赘生物等,如果阴道分泌物过多,用无菌金属镊取无菌干棉球轻轻擦拭黏液。

(2) 将取样器的中央刷毛部分轻轻地深插入子宫颈外口,以便较短的刷毛能够完全接触到子宫颈,柔和地向前抵住取样器,并按同一个时针方向转动扫帚状取样器 5 周整。切勿来回转动。

(3) 上下反复将扫帚状取样器推入保存液小瓶底,迫使刷毛全部散开,共 10 次,最后在溶液中快速地转动扫帚状取样器以进一步将细胞标本漂洗下来。

(4) 拧紧瓶盖。将患者的名字和样本号码写在瓶上空白标签处。

(5) 将患者的个人资料和病历填写在宫颈细胞学检查申请单上,字迹工整,尽可能提供相关的临床信息。

(6) 将样本保存瓶和宫颈细胞学检查申请单统一管理,以便送往实验室。

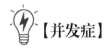

【并发症】

阴道分泌物检查及宫颈细胞学检查一般并不会出现并发症,个别患者在宫颈检查取样后会出现接触性出血,一般出血量少并可自行血止,如遇活动性出血者,可用棉球或纱布局部压迫止血即可。

【注意事项】

(1) 行阴道分泌物及宫颈细胞学检查前 24～48 h 内被检查者避免性生活和放置阴道栓剂,避免阴道内诊检查。

(2) 阴道分泌物检查时,窥阴器不得涂润滑剂。

(3) 如明显有生殖道炎症时,应先行治疗后再行宫颈涂片,以免涂片中充满大量白细胞和炎性细胞,影响诊断。

(4) 月经期禁忌宫颈细胞学检查。若因为阴道异常出血,需做宫颈细胞学检查时,应先消毒外阴,并使用无菌器械和手套,以防感染。

(5) 对于无性生活史的患者,一般不做宫颈细胞学检查。

【临床经验】

(1) 宫颈鳞柱交接部是宫颈癌的好发部位,刮片时注意不要遗漏。

(2) 刮片操作时应注意用力适度,用力过重易损伤宫颈引起出血,用力过轻可能刮下的细胞少,两者均影响阅片结果。

【评分表】

表 31-1 为阴道分泌物及宫颈细胞学检查考核评分标准。

表 31-1 阴道分泌物及宫颈细胞学检查考核评分标准

姓名   学号

项目	分值	具 体 内 容	标准分	扣分
操作前准备	10	物品准备,医患沟通,嘱患者排空膀胱(需辅以口述)	10	
操作过程	75分	铺一次性垫单	5	
		窥阴器暴露阴道及宫颈(辅以口述)	10	
		阴道分泌物检查(辅以口述)	15	
		宫颈细胞学检查(辅以口述)		
		取材与方法 涂片与固定 详细填写宫颈细胞学申请单	20 20 5	
总体评价	15	操作熟练,有条理	8	
		爱伤观念、文明用语、尊重隐私、态度	5	
		操作器具整理	2	
总分	100	总体评价:优秀　合格　差　（请打√）	得分	

评分:　　　　　　评卷医师:

三十二、宫内节育器放置术及取出术

【场景】

妇科门诊,一女性患者,27 岁。因"顺产后一年,要求避孕"前来就诊。生育史 2 - 0 - 0 - 2,均顺产,现已停止哺乳并已转经。否认妇产科及内、外科慢性病史,有避孕意愿前来就诊咨询。

问题一:针对有避孕意愿的育龄期女性,有哪些方法可供选择?

答:女性的避孕方式主要包括激素避孕、宫内节育器(IUD)、外用避孕药具、自然避孕法等,医生应根据其具体情况提供专业意见供其选择。

问题二:如本例患者仍在哺乳,应推荐哪些避孕方式供其选择?

答:哺乳期一般卵巢功能低下,多有闭经。子宫小而软,为了不影响乳汁质量及婴儿健康,一般不选择激素类避孕药,可选用避孕套、宫内节育器。需要注意的是,哺乳期间放环需注意到子宫质地偏软,操作力度应掌握得到,避免子宫穿孔。

问题三:宫内节育器的避孕机制是什么?

答:目前认为 IUD 的抗生育作用是多方面的,主要是局部组织对异物的组织反应所致,发挥毒精杀胚作用并干扰着床。此外,IUD 还通过生化机制及免疫机制发挥避孕作用。

【操作前准备】

1. 材料准备

一次性会阴垫、一次性节育包(包括一次性脚套、一次性铺巾、无菌纱布 2 块、无菌手套、长棉签 2 根)、无菌窥阴器、治疗盘(无菌干棉球)、宫颈钳、长镊、探针、无痛聚维酮碘、宫内节育器,取环器。

2. 患者准备

（1）放环：全面了解患者的妊娠分娩史，全面体格检查及相关辅助检查；排除禁忌证后，向患者解释操作过程及风险，签署知情同意书。术前嘱患者排空膀胱，术前3天禁性生活。

（2）取环：全面了解其妊娠分娩史；完善体格检查及相关辅助检查，行B超或X线检查确定节育器是否存在，并了解其位置；排除禁忌证；向患者解释操作过程及风险，签署知情同意书；术前嘱患者排空膀胱，术前3天禁性生活。

3. 操作者准备

（1）核对患者信息。

（2）协助患者体位摆放。

（3）操作者戴帽子口罩，无菌洗手。

【宫内节育器放置术的禁忌证】

（1）妊娠或可疑妊娠。

（2）急、慢性生殖道炎症。

（3）生殖器官肿瘤。

（4）月经频发、月经过多或不规则阴道流血。

（5）宫颈过松、重度裂伤、重度狭窄以及重度子宫脱垂。

（6）生殖道畸形。

（7）宫腔小于5.5 cm或大于9 cm。

（8）较严重的全身急、慢性疾患。

（9）人工流产后，子宫收缩不良、可能有妊娠组织残留或有感染可能。

（10）盆腔结核。

（11）产时或剖宫产时胎盘娩出后放置，有潜在感染或出血可能。

（12）产后42天恶露未净或会阴伤口未愈者。

【宫内节育器取出术的禁忌证】

各类疾病的急性期暂不宜取环，如发热、生殖道炎症等，待病情好转后再考虑取出。

【操作步骤】

1. 宫内节育器放置术

（1）术前洗手：严格按4步洗手法，消毒擦干双手，穿无菌手术衣，戴无菌手套。

（2）常规消毒外阴、阴道，铺无菌巾。

（3）阴道窥器检查：行阴道检查了解子宫、附件情况，注意宫颈情况，子宫位置。阴道窥器充分暴露宫颈，再次消毒宫颈及宫颈外口。

（4）放置宫内节育环：宫颈钳钳夹宫颈前唇，根据妇科检查子宫位置，调整探针曲度，执笔式持探针顺子宫纵轴方向轻轻探入宫腔达宫底，探测宫腔深度，并轻轻向两侧探宫腔宽度。根据宫颈口的松紧和选择宫内节育器的种类与大小，决定是否扩张宫颈。助手将选用的节育器外包装袋撕开，术者取出宫内节育器，放入宫腔前向受术者示以实物。缓缓牵拉宫颈，拉直子宫轴线，根据不同类型节育器的要求，置入节育器至子宫底部，注意避免节育器接触阴道壁。手术完毕，撤除宫颈钳，拭净血液，取出窥阴器。

（5）登记和记录手术：填写手术记录并登记。对受术者宣教：术后 2 周内禁止盆浴和性生活，术后定期随访至环取出。

2. 宫内节育器取出术

（1）术前洗手：严格按 4 步洗手法，消毒擦干双手，穿无菌手术衣，戴无菌手套。

（2）常规消毒外阴、阴道，铺无菌巾。

（3）阴道窥器检查：行阴道检查了解子宫、附件情况，注意宫颈情况，子宫位置。阴道窥器充分暴露宫颈，再次消毒宫颈及宫颈外口。

（4）取出宫内节育器：如为带尾丝的节育器，用止血钳钳住尾丝，轻轻牵拉即可取出节育器，取出后注意检查节育器是否完整。

如为无尾丝节育器，则操作如下：宫颈钳钳夹宫颈前唇，根据妇科检查子宫位置，调整探针曲度，执笔式持探针顺子宫纵轴方向轻轻探入宫腔达宫底，探测宫腔深度，并轻轻向两侧探宫腔宽度。根据宫颈口的松紧和选择宫内节育器的种类与大小，决定是否扩张宫颈，同时探针轻探环所在位置，用取环钩或取器钳钩住 IUD 的下端或任何部位轻轻拉出。如遇困难，必须用扩张棒扩张宫口，切忌硬拉，以免损伤宫壁。如节育器嵌顿、断裂，残留部分可用特殊取出器夹取，也可在 B 超或宫腔镜下取出。

（5）登记和记录手术：填写手术记录并登记。对受术者宣教：术后 2 周内禁止盆浴和性生活，落实避孕措施。

【并发症】

（1）感染：放置节育器时，如未严格按照无菌操作，或生殖道存在感染灶、节育器尾丝过长致上性行感染，均可能引发盆腔感染。如出现感染，应抗感染治疗，必要时取出节育器。

（2）不规则阴道出血：是节育器放置后的常见并发症，多表现为月经量增多或经期延长，多发生于放置后 1 年内。放置前应合理掌握节育器放置的适应证及禁忌证，选择合适类型的节育器。如出现该症状，可适当选用抗纤溶活性药物、前列腺合成酶抑制剂及抗生素治疗，治疗无效者可考虑取出节育器。

（3）疼痛：多为腰腹坠胀痛，可能是由于节育器刺激子宫收缩所致，也可因节育器型号偏大或位置异常引起。疼痛较轻者无须处理,症状明显者需除外感染,并需检查节育器大小及位置是否正常。如疼痛持续无缓解且治疗无效应考虑取出节育器。

（4）子宫穿孔:属于较严重的并发症,一般由于操作不慎、子宫前倾前屈明显,导致术中穿孔,极少由于术后节育器压迫子宫壁致使子宫穿孔。如破口较小,无组织嵌顿及活动性出血,生命体征平稳,可严密观察下保守治疗,并适当使用抗生素避免感染。如有腹腔内出血、邻近脏器损伤、节育器穿至子宫外,则需剖腹探查或在腹腔镜下进行相关处理。

（5）节育器脱落:如宫内节育器放置时操作不规范,或者节育器大小、类型与子宫不匹配,易发生节育器脱落,多在放器后的半年内与经血一起排出,不易察觉。

（6）带器妊娠:如节育器未置于宫底或者出现移位,均可导致带器妊娠。确诊后原则上应终止妊娠并取出节育器。

【注意事项】

（1）宫内节育器应在月经干净后 3～7 天放置。

（2）月经延长或哺乳期闭经者,应首先排除妊娠后才可放置。

（3）术后 2 周内忌性交及盆浴,保持外阴清洁。

【临床经验】

（1）取出节育器时,使用取环钩要小心,只能在宫腔内钩取,避免钩至子宫壁。如钩取时有阻力,不能强行牵拉,应退出取环钩,进一步查清原因,重新钩取。

（2）环形节育器嵌顿严重时,牵拉阻力过大,可先牵出部分环丝,找出环接口,予以离断,将环拉成线状后再行取出。

【评分表】

表 32－1、表 32－2 为宫内节育器放置术和取出术考核评分标准。

表 32－1　宫内节育器放置术考核评分标准

姓名　　　　学号

项目	分值	具　体　内　容	标准分	扣分
操作前准备	10	物品准备,医患沟通,嘱患者排空膀胱(需辅以口述)	10	
操作过程	75	外阴阴道消毒范围、顺序规范	10	
		铺巾	5	

（续表）

项目	分值	具 体 内 容	标准分	扣分
		节育环放置术（辅以口述）		
		双合诊检查了解子宫、附件情况	5	
		窥阴器暴露宫颈，再次局部消毒	5	
		宫颈钳固定宫颈	5	
		根据妇科检查位置，调整探针曲度	5	
		执笔式持探针，顺子宫纵轴方向轻轻探入宫腔达宫底，探测宫腔深度，并轻轻向两侧探宫腔宽度	10	
		节育器放入宫腔前向受术者示以实物，缓缓牵拉宫颈，拉直子宫轴线，根据不同类型节育器的要求，置入节育器至子宫底部	20	
		术毕，撤除宫颈钳，拭净血液，取出窥阴器	5	
		宣教	5	
总体评价	15	操作熟练，有无菌观念	8	
		爱伤观念、文明用语、尊重隐私、态度	5	
		操作器具整理	2	
总分	100	总体评价：优秀　合格　差　（请打√）	得分	

评分：　　　　　　　　评卷医师：

表 32-2　宫内节育器取出术考核评分标准

姓名　　　　　学号

项目	分值	具 体 内 容	标准分	扣分
操作前准备	10	物品准备，医患沟通，嘱患者排空膀胱（需辅以口述）	10	
操作过程	75	外阴阴道消毒顺序规范	10	
		铺巾	5	
		节育器取出术（辅以口述）		
		双合诊检查了解子宫、附件情况	5	
		窥阴器暴露宫颈，再次局部消毒	5	
		宫颈钳固定宫颈	5	
		根据妇科检查位置，调整探针曲度	5	
		执笔式持探针，顺子宫纵轴方向轻轻探入宫腔达宫底，探测宫腔深度，并轻轻向两侧探宫腔宽度	10	
		缓缓牵拉宫颈，拉直子宫轴线，勾住节育环下端，沿子宫腔向外拉出节育环，避免节育器于阴道壁接触	20	
		术毕，撤除宫颈钳，拭净血液，取出窥阴器	5	
		宣教	5	
总体评价	15	操作熟练，有无菌观念	8	
		爱伤观念、文明用语、尊重隐私、态度	5	
		操作器具整理	2	
总分	100	总体评价：优秀　合格　差　（请打√）	得分	

评分：　　　　　　　　评卷医师：

第四部分

儿　科

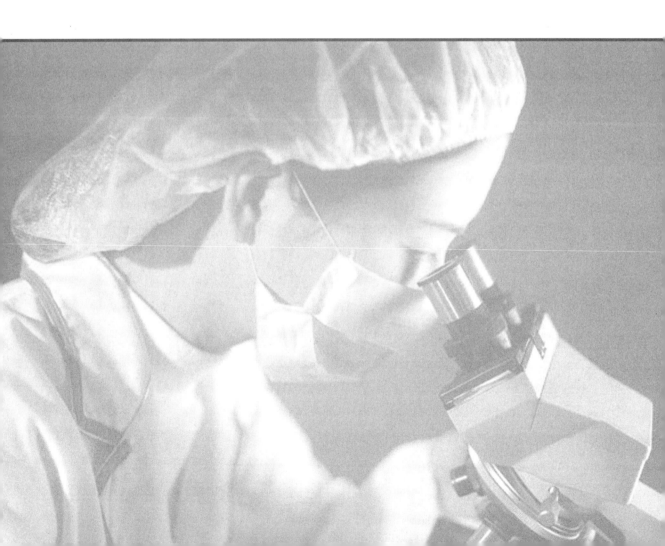

三十三、儿科体格检查

【场景】

阳阳今年 4 岁,妈妈告诉阳阳要上幼儿园了。在进入幼儿园前,老师说,要进行入院前体格检查。于是,妈妈带着阳阳来到医院看儿童保健门诊,看看阳阳的生长发育是否符合标准。

问题一:作为保健医生,在为孩子做体格检查时,需要如何进行准备?

【操作前准备】

(1) 器械准备:体重计、温度计、血压计、皮尺或测量床、听诊器、压舌板、棉签、叩诊锤、手电筒、手表、钢笔、小儿玩具等。

(2) 医患沟通:医生准备,集中精力,双手应保持温暖,剪短指甲。体查时应态度和蔼,动作轻柔、举止端庄,取得合作。室内应保持安静、温暖。

问题二:请为小朋友进行全面细致的全身体格检查

【操作要点】

(1) 一般测量:体温、脉搏(次/分)、呼吸(次/分)、血压(病情需要或 5 岁以上者测量)、体重、身长,结合患儿病情需要可测量头围、胸围、上部量和下部量。

(2) 一般情况:发育(好、中、差)、营养(好、中、差)、体位(自动、被动、强迫)、病容(急、慢、轻、危重)、神志(清楚、模糊、昏睡、谵妄、昏迷)、步态、表情和面容(安静、淡漠、痛苦、恐慌),检查是否合作。

(3) 皮肤及皮下组织:色泽(红润、潮红、发绀、苍白、黄疸、色素沉着)、水肿(部位、性质、程度)、皮疹、出血点、紫斑、蜘蛛痣、皮肤弹性、毛发分布、皮下脂肪厚度(检查方法:在锁骨中线与脐孔水平交叉点,检查者从右手拇指与食指相距 3 cm 与腹壁垂直,在腹壁上滑行,捏起皮脂层,再测量拇指与食指间同一平面的腹壁皮下脂肪厚度),皮下结节、溃疡、瘢痕。

(4) 浅表淋巴结:浅表淋巴结肿大应描述其部位、数目、大小、质地、压痛、活动度,有无粘连、瘘管、疤痕。

(5) 头部及头部器官:头颅大小、形状、颅骨软化(乒乓球感)、颅骨缝、前囟门、后囟门是否闭合,前囟大小(以菱形边中点假设连线记录)、紧张度(平坦、突出、凹陷),头发分布及颜色光泽。

(6) 面部:有无特殊面容。

(7) 眼:眼球有无突出、震颤,眼眶有无下陷,眼裂是否对称,眼睑有无水肿、外翻、下垂,结合膜有无充血、滤泡、颗粒,巩膜有无黄疸,角膜有无混浊、溃疡、云翳、白斑,眼球活动有无受限,视力如何,瞳孔形状、大小,双侧是否等大,对光反应是否存在。

(8) 耳:听力,外耳道有无流脓,耳屏及乳突有无压痛。

(9) 鼻:有无畸形、堵塞、排液,鼻窦区有无压痛,鼻唇沟是否对称。

(10) 口腔:气味,口腔黏膜颜色,有无斑疹、溃疡、色素沉着。

(11) 唇:有无发绀、疱疹、溃疡、皲裂、兔唇。

(12) 齿:牙齿数目,有无缺齿、龋齿,齿龈有无红、肿、齿槽溢脓、色素沉着和出血。

(13) 舌:舌苔与乳突颜色,伸出方向,有无震颤,舌系带是否过短。

(14) 咽:有无充血及分泌物,扁桃体大小、充血、渗出物、伪膜,喉发音有无嘶哑。

(15) 颈部:是否对称、有无强直,颈静脉是否怒张,有无颈动脉异常搏动,气管位置有无移位,肝颈静脉回流征是否阳性,甲状腺(大小、硬度、压痛、搏动、杂音、震颤、结节感)。

(16) 胸部:胸廓的形状、对称性、有无压痛,有无异常搏动和畸形(鸡胸、漏斗胸、桶状胸、心前区隆起、肋骨串珠、肋缘外翻、赫氏沟),呼吸运动是否对称、是否受限。

(17) 肺部检查。

① 望诊:有无软组织下陷,呼吸运动是否对称,呼吸频率、节律和深度。

② 触诊:语音震颤(可利用患儿哭啼声音)的改变(增强、减弱)、是否对称、有无压痛、有无摩擦感和皮下捻发感。

③ 叩诊:叩诊音性质(清音、浊音、实音、鼓音、过清音)、左右两侧是否对称。

④ 听诊:呼吸音强弱、左右两侧是否对称、啰音性质(干性、湿性)、部位(满肺、双肺背基部、右肺背基部、左肺背基部)、程度(大量、中量、少量、偶闻)、有无胸膜摩擦音、支气管呼吸音(见表 33 - 1)。

表 33 - 1　各年龄小儿呼吸脉搏正常值

年龄	呼吸(次/分)	脉搏(次/分)	呼吸:脉搏
新生儿	40～45	120～140	1∶3
<1 岁	30～40	110～130	1∶(3～4)

（续表）

年龄	呼吸（次/分）	脉搏（次/分）	呼吸：脉搏
2～3 岁	25～30	100～120	1:（3～4）
4～7 岁	20～25	80～100	1:4
8～14 岁	18～20	70～90	1:4

（18）心脏及血管检查。

① 望诊：心尖搏动位置、范围及强度，心前区有无隆起。

② 触诊：心尖搏动位置、范围，有无震颤（收缩期、舒张期或连续性）。

③ 叩诊：3 岁以内婴儿除心脏血管疾病外，一般不叩心界。3～7 岁的小儿可叩心界。叩左界时，应在心尖搏动部位左侧起自左而右。如发觉有浊音改变则为左界。同时以左乳线作为标准记录在内或在外多少厘米。叩右界时应在肝浊音界上一肋间水平自右而左，有浊音改变即为右界。以右胸骨线（即胸骨右缘）外多少厘米记录。7 岁以上年长儿按成人方法检查记录（见表 33 - 2）。

表 33 - 2　各年龄小儿心界

年龄	左界	右界
<1 岁	左乳线外 1～2 cm	沿右胸骨旁线
2～5 岁	左乳线外 1 cm	右胸骨旁线与右胸骨线之间
5～12 岁	左乳线上或乳线内 0.5～1 cm	接近右胸骨线
>12 岁	左乳线内 0.5～1 cm	右胸骨线

④ 听诊：心音强弱、心率、节律（有心律不齐时详细描述其特点）、有无杂音（有杂音则要求检查杂音部位、强弱、性质、时期、传导与否）、摩擦音。各瓣膜区均要仔细听诊（同内科诊断学）。注意听诊顺序：心尖区→肺动脉瓣区→主动脉瓣区→主动脉瓣第 2 听诊区→三尖瓣区（见图 33 - 1）。

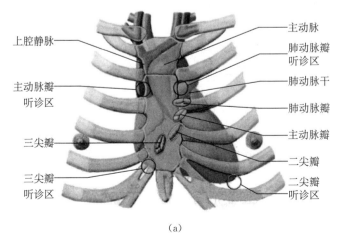

（a）

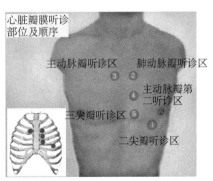

（b）

图 33 - 1　心脏瓣膜听诊部位及顺序

（19）血管：桡动脉搏动强度、节律，有无水冲脉、奇脉、交替脉、脉搏短绌、射枪音、毛细血管搏动。

（20）腹部：

① 望诊：外形（平坦、饱满、膨隆如球形或蛙式腹、凹陷如舟状腹）；腹部呼吸运动，肠型，蠕动波，血管曲张及血液流向，新生儿脐部有无出血、分泌物。

② 触诊：腹软或腹肌痉挛；压痛、反跳痛；有无包块，如有，应记录包块的部位大小、边缘清楚与否、硬度、表面光滑或结节感、压痛、搏动、移动度；肝脏脾脏是否肿大，其大小记录同成人；液波震颤（见图 33-2、图 33-3）。

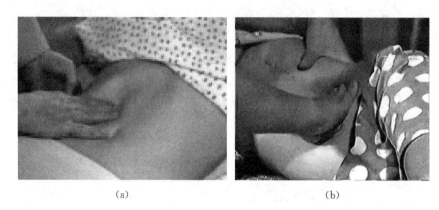

(a)   (b)

图 33-2 双手法触诊肝脏

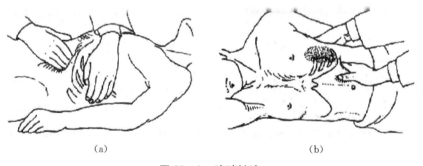

(a)   (b)

图 33-3 脾脏触诊

③ 叩诊：有无移动性浊音。

④ 听诊：肠鸣音有无增强、减弱或消失，有无腹部血管杂音。

（21）脊柱四肢：脊柱有无畸形（脊柱侧凸、前凸、后凸、僵直、压痛）；四肢有无畸形（手、脚镯、"O"型腿、"X"型腿、杵状指（趾）、多指（趾）、肌肉有无萎缩，关节有无畸形、有无红、肿、热、痛、活动障碍。

（22）肛门：肛周皮肤有无充血、皮疹、瘘管，有无脱肛、肛裂、畸形。

（23）外生殖器：

① 男孩：两侧睾丸是否下降、有无包茎或包皮过长、阴囊水肿、腹股沟斜疝或阴囊鞘膜积液。

② 女孩：外生殖器有否畸形，外阴是否清洁，阴道有无分泌物。

（24）神经系统：

① 四肢肌张力有无异常。

② 运动：有无瘫痪、不自主运动。

③ 反射：浅反射（腹壁反射、提睾反射）、深反射（膝腱反射）。

④ 病理征：Babinski 征、Brudzinski 征、Kernig 征、踝阵挛等。

【注意事项】

（1）与小朋友建立良好的关系。微笑、呼患儿名字或小名、乳名，用表扬语言鼓励患儿、或用手轻轻抚摸患儿，可以使患儿消除紧张心理。可用听诊器或其他玩具逗患儿玩耍以消除或减少恐惧，取得患儿的信任和合作，并同时观察患儿的精神状态、对外界的反应及智力情况。

（2）为增加患儿的安全感，检查时应尽量让孩子与亲人在一起，婴幼儿可坐或躺在家长的怀里检查，检查者顺应患儿的体位。

（3）检查时态度和蔼，动作轻柔，冬天时双手及所用听诊器胸件应先温暖；检查过程中既要全面仔细，又要注意保暖，不要过多暴露身体部位以免着凉；对年长儿还要照顾他（她）们的害羞心理和自尊心。

（4）小儿免疫功能差，为防止交叉感染，检查前后均应清洗双手，使用一次性或消毒后的压舌板；检查者的工作衣和听诊器要勤消毒。

【临床经验】

（1）检查的顺序可根据患儿当时的情况灵活掌握。由于婴幼儿注意力集中时间短，因此在体格检查时应特别记住以下要点：安静时先检查心肺听诊、心率、呼吸次数和腹部触诊等易受哭闹影响的部位，一般在患儿开始接受检查时进行；容易观察的部位随时查，如四肢躯干骨骼、全身浅表淋巴结等；对患儿有刺激而患儿不易接受的部位最后查，如口腔、咽部等，有疼痛的部位也应放在最后检查。

（2）对急症或危重抢救病例，应先重点检查生命体征或与疾病有关的部位，全面的体检最好在病情稍稳定后进行，也可边抢救边检查。

【评分表】

表 33-3 为儿科体格检查考核评分表。

表33-3 儿科体格检查考核评分表

姓名_____ 学号_____ 得分_____

项目	分值	具 体 内 容	标准分	扣分
生命体征	4	体温、脉搏、呼吸、血压	4	
一般状况	4	发育、弹性、营养、面容 表情、体位、神志、步态	2 2	
皮肤黏膜	4	色泽、皮疹、皮下出血、毛发分布 水肿、肝掌、蜘蛛痣	2 2	
淋巴结	3	全身浅表淋巴结：部位、大小、质地、触痛、 活动度、数量	3	
头部	10	头颅：大小、畸形，毛发分布及其他异常 眼：眼睑、结膜、眼球、巩膜、瞳孔 耳：耳郭、外耳道分泌物、乳突压痛、听力 鼻：外形、鼻旁窦压痛及其他异常 口：唇黏膜、舌、牙龈、牙列、扁桃体、咽、声音	2 2 2 2 2	
颈部	8	抵抗感、颈动脉、颈静脉、气管 肝颈静脉回流征、甲状腺及其他异常	4 4	
胸部	4	胸廓、乳房	4	
肺脏	12	视诊：呼吸运动、肋间隙 触诊：语颤、胸膜摩擦感、皮下捻发感 叩诊 听诊：呼吸音、啰音、语音传导 胸膜摩擦音	3 3 3 3	
心脏	15	视诊：心前区隆起、心尖搏动、心尖搏动位置 触诊：心尖搏动震颤 叩诊：相对浊音界 听诊：心率、心律、心音、额外心音 　　　杂音、心包摩擦音	3 4 4 4	
周围血管征	5	大血管枪击音、水冲脉、交替脉 毛细血管搏动	5	
腹部	15	视诊：外形、腹式呼吸、脐及其他异常 触诊：质地、压痛、反跳痛、包块，肝、胆囊、脾、肾 叩诊：肝浊音界、移动性浊音 听诊：肠鸣音、血管杂音	4 4 4 3	
肛门、直肠、外生殖器	5	有无异常	5	
脊柱、四肢	5	脊柱棘突活动度、四肢关节	5	

（续表）

项目	分值	具 体 内 容	标准分	扣分
神经系统	6	瞳孔对光反射、辐辏反射 腹壁反射、肌张力、肌力 肱二头肌反射 膝反射、跟腱反射 Babinski 征、Kernig 征 其他	6	
附加分：总体 印象分	5	仪表、态度、爱伤观念、表达答问	5	

附注：总分100，附加分5分

总分_____ 主考者签名_____
年 月 日

三十四、小儿头皮静脉穿刺术

【场景】

儿科急诊室内,一位年轻的妈妈带着自己 6 个月大的儿子,因"发热 1 天,食欲差半天"来院就诊,医生正在询问病史时,该患儿由于刚哺乳后突然溢乳呕吐,测肛温 39.8℃,需给予补液。

问题一: 作为诊治医生,此时你将为患儿进行静脉输液,如何选择静脉?

答: 选择小儿头皮静脉穿刺。头皮静脉外观呈微蓝色无搏动,管壁薄,易被压瘪,较易固定,不易滑动,血液多呈向心方向流动。

问题二: 在进行操作时必须核对哪些项目?

答: 药名、浓度、剂量、时间、床号、姓名和方法。

问题三: 小儿头皮静脉穿刺如何操作?

1. 操作前准备

(1) 洗手、戴口罩。

(2) 抄录医嘱并核对药液瓶签(药名、浓度、剂量、时间、床号、姓名和方法)。

(3) 检查药液及输液器质量。

(4) 消毒加药:启开液体瓶盖,常规消毒瓶口,按医嘱加入药物,并在液体瓶标签上注明时间及加药者姓名。

(5) 准备输液器:检查输液器后取出,将输液器导管和通气管同时插入瓶塞至针头根部,关闭调节器。

(6) 备胶布,将输液瓶倒挂于输液架上,排除输液器内空气:倒置茂菲滴管,打开调节器,使药液下降,当药液平面达茂菲滴管 1/3～1/2 时,迅速倒转滴管,使药液下降,充满导管,排尽空气,排气成功后关闭调节器待用。

2. 操作要点

(1) 由助手固定患儿肢体及头部,操作者立于患儿头侧选择静脉,必要时剃去局部头发

（见图 34-1）。

（2）用 75% 酒精消毒局部皮肤、待干。

（3）用 5 mL 注射器抽取适量生理盐水接上头皮针。

（4）用左手拇指与食指分别固定静脉两端，右手持静脉头皮针沿静脉向心方向平行刺入。

（5）见回血，缓缓推入少量生理盐水，以确定针是否在血管内，且畅通。

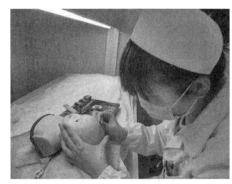

图 34-1　小儿头皮静脉穿刺术

（6）未见异常，固定头皮针，接上输液器。

（7）根据年龄调节滴速（一般不超过 20 gtt/min）。

（8）记录输液卡。

问题四：可能发生的并发症有哪些？

（1）发热反应。

（2）空气栓塞。

（3）静脉炎。

（4）急性肺水肿。

（5）疼痛。

⚡【注意事项】

1. 小儿头皮静脉特点

小儿头皮静脉丰富浅显易见，血管呈网状分布，血液可通过侧支回流，故顺行和逆行进针均不影响回流。额正中静脉粗、直、不滑动、易固定，一般为首选；额浅静脉及颞浅静脉浅、不滑动，因血管较细，穿刺技术难度大；耳后静脉稍粗，但皮下脂肪厚，不易掌握进针深浅度，且不好护理；颅骨缝间静脉较粗、直，但易滑动。

2. 具体措施

操作前应与患儿及其家属进行沟通，消除顾虑，以取得其信任及配合，固定好患儿，不让其身体扭动。保证光线充足。

（1）选择血管：区别头皮静脉和动脉。正常小儿头皮静脉呈淡蓝色、管壁薄，不易滑动较固定。动脉呈浅红色或正常皮肤色，壁厚、易滑动而且手指触摸动脉有搏动感。选择合适的静脉，辨别粗细、深浅、活动度及走向，但在实际操作中，也有特殊情况发生。

（2）选择合适的头皮针和皮肤准备：剃掉进针部位周围的毛发。

3. 穿刺方法

（1）对暴露明显的静脉，尽量采取快速进针，感觉有突破感但无回血，停止进针，有通畅的回血即证明穿刺成功。但事先必须先区分该血管有无搏动，排除动脉的可能。

（2）对暴露不明显的静脉，要仔细体会血管走向，动作要轻柔，进针宜浅。

【临床经验】

1. 固定技巧

（1）首先要将小儿身体平稳放置在输液垫上，助手妥善固定手、脚、身子及头等部位，防止小儿剧烈扭动。

（2）操作者在穿刺成功后首先固定针柄部位；要特别提出在穿刺前要剃掉穿刺点周围毛发，以利于胶布固定。

（3）根据情况，适当在针柄下方垫以棉花，使针尖与血管在同一水平上，避免针头的移动造成血管的刺伤。

（4）局部固定后，用胶带环绕头部再固定1～2圈，防止针头随头皮滑动。

（5）教会家属正确的抱姿，避免由于家属照看不当的原因导致"回头针"的出现。

2. 循环观察

注意观察静脉穿刺术后的通畅情况，及时发现液体外渗，避免发生静脉炎。

【评分表】

表 34-1 小儿头皮静脉穿刺术考核评分标准。

表 34-1　小儿头皮静脉穿刺术考核评分标准

姓名_____　学号_____　　得分_____

项目	分值	具 体 内 容	标准分	扣分
素质要求	5	服装、鞋帽整洁 仪表大方，举止端庄 态度和蔼可亲，语言柔和恰当	1 1 3	
操作前准备	30	洗手、戴口罩 备齐用物： 　头皮针、静脉输液导管 　5 mL注射器、75%乙醇、棉签 　剃发刀具、约束带、输液巡回记录单 　输液前准备（同"基础护理"） 　患儿头垫小枕，取仰卧位或侧卧位 　助手固定患儿头部、躯干及四肢 　操作者立于患儿头端 　选择静脉（静脉在发际内应用刀具剃净局部毛发）	1 3 3 3 7 3 3 3 4	

（续表）

项	目	分值	具 体 内 容	标准分	扣分
操作过程	穿刺	22	常规消毒穿刺部位皮肤 操作者左手拇、食指固定绷紧穿刺部位前后皮肤 右手持注射器针在距静脉最清晰点后 0.3 cm 处,使针头与皮肤呈 10°~20°角刺入皮肤 沿血管方向徐徐进针,见到回血后固定针头	4 4 8 6	
	固定	6	用胶布固定针头和硅胶管 取下注射器,接上输液导管 调节输液速度,必要时约束患儿双手	2 2 2	
	整理与记录	2	整理用物 记录输液时间、药物、输液量及滴速	1 1	
操作后处理		10	输液完毕取下胶布,拔针 用无菌棉球压迫 2~3 min 整理床单位,用物归还原处	4 3 3	
熟练程度		5	动作轻巧、稳重、准确 注意节力原则	2 3	
总分			操作总分	80	
			理论总分	20	
			总得分	100	

总分_____ 主考者签名_____

年 月 日

三十五、小儿腰椎穿刺术

【场景】

一天,正值王医生坐诊,突然一对父母抱着一个孩子冲进诊疗室:"医生,我孩子又抽痉了,快救救他……"只见3岁的孩子,双眼凝视,口吐白沫,上肢屈曲抽动,面色发绀……

问题一:医生此时该怎么处理患者呢?

答:立刻止痉。

(1)迅速将患儿放置抢救床上,鼻导管吸氧,测肛温,同时开放静脉。

(2)置患儿头侧位,口中放入用纱布包裹的压舌板,防止舌被咬伤。

(3)控制惊厥,首选苯巴比妥,每次 5～7 mg/kg,肌内注射。或地西泮每次 0.1～0.3 mg/kg,肌内注射或静脉滴注。

(4)治疗脑水肿,由于该患儿反复抽搐,控制补液量预防脑水肿,同时选用利尿剂呋塞米,每次 0.5～1 mg/kg,静脉推注。

问题二:测得患儿体温 38.5℃,经过抢救用药,患儿抽搐缓解,哭出声来。但查体,颈项强直,Kernig 征阳性,Babinski 征阳性。追问病史,患儿发热 3 天,一天内抽搐 2 次。作为医生又该如何进一步处理呢?

(1)即刻收入住院。

(2)准备腰椎穿刺术以明确病因。

问题三:如何给 3 岁的孩子作腰椎穿刺术呢?

1. 操作前准备

(1)医生准备:详细询问患者病史。与患者监护人说明腰椎穿刺的目的和方法,以及可能出现的并发症,取得患者家属理解并签知情同意书。清洗双手,戴无菌帽和口罩。

(2)患者准备:做好患儿的安抚工作,必要时可用镇静剂。穿刺点覆盖的敷料勿浸湿以防感染,3 天可取下。穿刺点如有出血应及时报告医生。

（3）物品准备：常规消毒治疗盘，腰椎穿刺包，无菌手套，无菌注射器，洞巾，消毒剂，麻醉剂，纱布，胶布，清洁干燥的玻片及推片若干，按需准备细菌培养管、免疫分型管、注入药物等。

2. 操作要点

（1）首先与家属交谈病情，交待做腰椎穿刺术的意义及并发症，并让家属签字。

（2）3岁孩子应有2名以上医生共同协助腰椎穿刺术。

（3）助手立于穿刺者对面，将患儿侧卧，左手将其膝弯，右手置其颈后，使背部呈弓形，靠近桌缘，背面与桌面保持垂直。

（4）确定穿刺点：一般以髂后上棘连线与后正中线的交会处为穿刺点，取第3～4或4～5腰椎棘突间隙（小婴儿穿刺应选择4～5腰椎棘突间隙）（见图35-1）。

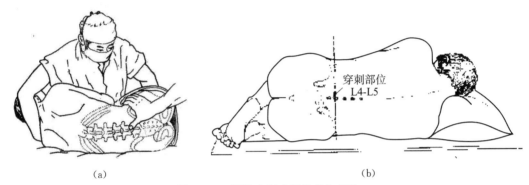

图 35-1 腰椎穿刺术的体位和部位

（5）常规消毒皮肤后戴无菌手套铺消毒洞巾，用2%利多卡因作局部浸润麻醉。局麻，打皮丘，自穿刺点垂直进针。后稍斜向头侧徐徐推进，逐层浸润皮内、皮下到棘间韧带等深部组织，注意回抽有无出血，然后拔针。

（6）术者用左手拇、示两指固定穿刺点皮肤，右手持穿刺针按上述穿刺点及方向缓慢刺入。针尖斜面向上（因硬膜纤维与脊柱平行）。进针深度2～4cm。当针头穿过韧带与硬脑膜时，可感到阻力突然消失有落空感。此时可将针芯慢慢抽出（防止脑脊液迅速流出，造成脑疝），即可见无色透明脑脊液流出。

（7）在放液前先接上测压管测量压力，准确读数，亦可计数脑脊液滴数估计压力（正常为70～180 mmH$_2$O或40～50滴/分）。如疑有脑压过高者，须将针芯局部阻留针口，以免脑脊液外流过快发生意外。

（8）以3个消毒试管分装脑脊液，送常规，培养，生化检测。

（9）术毕，将针芯插入后一起拔出穿刺针，穿刺点用无菌纱布按压并覆盖，胶布固定。术后嘱患者去枕平卧4～6h，以免引起术后低颅压性头痛。

（10）做好穿刺记录。

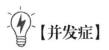【并发症】

（1）麻醉意外。

（2）穿刺针断裂。

（3）穿刺部位感染，出血。

（4）穿刺损伤脊髓神经，引起双下肢瘫痪

（5）出现脑疝，呼吸停止

⚡【注意事项】

（1）严格掌握禁忌证，凡疑有颅内压升高者必须先做眼底检查，如有明显视乳盘水肿或有脑出血先兆者，禁忌穿刺。

（2）严格无菌操作，穿刺时避免引起微血管损伤，采集脑脊液应立即送检。放脑脊液时勿过快，防止脑疝。

（3）须有助手配合，操作要熟练，避免粗暴，拔针时应缓慢，以免形成脑脊液漏。

（4）穿刺过程中，注意观察患者面色、意识、瞳孔、脉搏、呼吸的改变。发现异常立即向上级医师报告，停止操作并协助抢救。

🥊【临床经验】

（1）患儿做腰椎穿刺术要求体位正确，有助于顺利进针。

（2）年龄越小，穿刺部位越低，以防损伤脊髓神经。

（3）缓慢进针，有突破感即停止进针。

（4）操作中应密切注意患儿的一般情况。

✏️【评分表】

表 35-1 为小儿腰椎穿刺术评分标准。

表 35-1　小儿腰椎穿刺术评分标准

姓名_____　学号_____　得分_____

项目	分值	具　体　内　容	标准分	扣分
操作前准备	9	物品准备，与患儿家属沟通		
		准备和检查物品是否齐全完好	3	
		核对患儿姓名、床号	3	
		解释腰穿的目的	3	
操作过程	12	戴口罩、帽子、患者体位		
		操作者正确戴口罩、帽子	6	
		患儿体位正确：去枕取侧卧位，尽量沿靠床边，膝髋屈曲，双手抱头，充分低头弯腰，成弓形	3	
		操作者消毒洗手液洗手	3	

（续表）

项 目	分值	具 体 内 容	标准分	扣分
	24	消毒、戴手套、局麻		
		穿刺点选择 4、5 腰椎间隙 穿刺部位消毒 3 遍 打开穿刺包外层,戴无菌手套,铺洞巾,局麻,打皮丘 垂直进针,边进针,边推药 注意回抽有无出血 拔出针后用无菌纱布轻压片刻 （操作过程违反无菌原则扣 24 分）	3 3 9 3 3 3	
	28	穿刺、留取脑脊液		
		选择合适患儿年龄的穿刺针型号,并检查 持穿刺针进针,针头可稍向头侧倾斜,拔出针芯,有脑脊液流出为成功(不成功不给分,反复一次扣 3 分至本项为 0 分为止) 留取脑脊液作常规、生化、细胞学检查 测脑脊液压力：接测压管读取数字 去测压管插上针芯,拔出穿刺针,用无菌纱布紧压穿刺处再次消毒穿刺点 用胶布固定纱布(可由助手协助) 去枕平卧 4~6 h （操作过程违反无菌原则扣 28 分）	3 6 10 3 3 1.5 1.5	
操作后处理	6	操作稳重、熟练 操作顺序有条理、不慌乱	3 3	
总体评价		爱伤观念、仪表、态度		
	9	穿刺用力得当 操作中时刻注意患者的生命体征 操作时态度认真严谨,沟通有礼貌	3 3 3	
	6	物品复原整理	6	
	6	操作、答题总时间控制在 7 min 内,物品基本复原、污物丢弃到正确的位置(未清理干净或丢弃不当不给分)	3 3	

总分_____ 主考者签名_____

年 月 日

三十六、小儿骨髓穿刺术

【场景】

妈妈抱着一个5岁的孩子在就诊,母亲说,孩子发热半个月了,脸色惨白1周,医生查体,发现孩子脸色较苍黄,口唇及甲床黏膜苍白,肝脾肿大,浅表淋巴结也肿大。

问题一: 作为儿科医生,此时你将如何处理呢?

答: 发热半月属于发热待查,立即收入住院。

问题二: 即刻查外周血常规,报告如下,你该如何诊断及做进一步检查?

WBC 35.00×10^9/L, N 30%, L 70%, Hb 76 g/L, BPC 112×10^9/L

答: (1) 外周血常规检查提示:白细胞异常增高,伴有中度贫血。

(2) 进一步外周血涂片,观察血细胞形态有否异常。

(3) 即做骨髓穿刺术以明确病因。

问题三: 骨髓穿刺如何操作?

1. 操作前准备

(1) 医生准备:向患儿监护人说明骨髓穿刺的目的和方法,以及可能出现的并发症,取得患儿家属理解并签字。清洗双手,戴无菌帽和口罩。

(2) 患者准备:做好患儿安抚工作,必要时可用镇静剂。穿刺点覆盖的敷料勿浸湿以防感染,3天可取下。告知家属穿刺点如有出血应及时报告医生。

(3) 物品准备:常规消毒治疗盘、骨髓穿刺包、无菌手套、无菌注射器、洞巾、消毒剂、麻醉剂、纱布、胶布、清洁干燥的玻片及推片若干,按需准备细菌培养管、免疫分型管、注入药物等。

2. 操作要点

(1) 穿刺部位选择及体位:

① 髂前上棘　为最常用的穿刺部位之一,常取髂前上棘后上方1～2 cm处,此处骨面较

平,容易固定,操作方便安全;患者取仰卧位,腹胀者可取侧卧位(见图36-1)。

② 髂后上棘　位于脊椎两侧、臀部上方骨性突出部位,该处骨质较薄,容易穿刺,骨髓液丰富;患者取俯卧位,髂后上棘突出于臀部之上(见图36-2)。

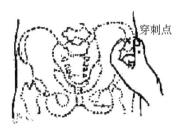

图 36-1　髂前上棘穿刺部位

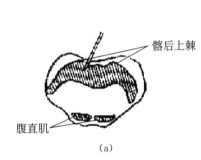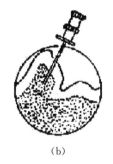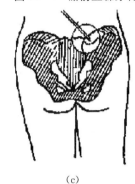

(a)　　　　　　　　　(b)　　　　　　　　　(c)

图 36-2　髂后上棘穿刺部位

③ 胸骨柄　患儿取仰卧位,两臂约束于身旁,胸骨全露,医生立于患儿右侧,于第2、3肋间的胸骨部分,做皮肤消毒。左手在胸骨两侧固定皮肤,右手提短管脊髓穿刺针沿中线刺入,刺入时稍做旋转动作。针头向患者头部,与胸骨呈45°～60°角,在距胸骨骨膜下0.2～0.6cm处,可得空洞感觉,即达骨髓腔。但此处骨质较薄,其后有心房及大血管,严防穿透发生危险,较少选用。

④ 胫骨前　多用于18月以下婴儿,穿刺点于胫骨前内侧面相当于胫骨粗隆水平下1cm的前内侧,穿刺针进入皮肤时与骨干长径呈60°角,稍用压力并做轻度旋转。

(2)常规消毒皮肤,戴无菌手套,铺消毒洞巾,用2%利多卡因作局部麻醉,先打一皮丘,再垂直进针,回抽无血后推药,逐层麻醉至骨膜,骨膜行多点麻醉。

(3)将骨髓穿刺针的固定器固定在适当长度上1～1.5cm,术者以左手拇、示指固定穿刺部位皮肤,右手持针于骨面垂直刺入(若为胸骨柄穿刺应与骨面呈45°～60°角斜行刺入;胫骨前穿刺应与骨干呈60°角),当穿刺针接触到骨质后左右旋转推进,缓缓钻刺骨质,当感到阻力消失,且穿刺针已固定在骨内时,表示已进入骨髓腔。若穿刺针不固定,则应再钻入少许达到能够固定在骨内为止。

(4)拔出针芯,接上干燥的10mL注射器,用适当力度缓慢抽吸,可见少量红色骨髓液进入注射器内,骨髓液抽吸量以0.1～0.2mL为宜,取下注射器,将骨髓液推于玻片上,由助手迅速制作涂片5～6张,送检细胞形态学及细胞化学染色检查。如需做骨髓培养,再接上注射器,抽吸骨髓液2～3mL注入培养液内。

(5)如未能抽得骨髓液,可能是针腔被皮肤、皮下组织或骨片填塞,也可能是进针太深或太浅,针尖未在髓腔内,此时应重新插上针芯,稍加旋转或再钻入少许或再退出少许,拔出针芯,如见针芯上带有血迹,再行抽吸可望获得骨髓液。

（6）抽吸完毕,插入针芯,轻微转动拔出穿刺针,随将消毒纱布盖在针孔上,稍加按压,用胶布加压固定。

（7）做好穿刺记录。

⚡【注意事项】

（1）术前应做出凝血时间检查,有出血倾向患儿操作时应特别注意。

（2）穿刺针与注射器必须干燥,以免发生溶血;胸骨柄穿刺不可垂直进针,以免穿透骨板损伤大血管;穿刺针进入骨质后避免摆动过大,以免折断;抽吸骨髓液量如仅做细胞形态学检查则不宜过多,否则会导致骨髓液稀释,影响增生度的判断、细胞计数及分类的结果;如做细菌培养,则可抽取 $1 \sim 2$ mL;抽取后应立即涂片,否则会很快发生凝固,使涂片失败。

（3）多次干抽时应进行骨髓活检,此情况多见于骨髓纤维化、恶性组织细胞病、恶性肿瘤骨髓转移等。

⚡【骨髓穿刺术并发症】

（1）麻醉意外。

（2）出血。

（3）断针。

（4）穿刺失败。

【临床经验】

（1）根据不同年龄的患者,选择不同的骨髓穿刺部位。

（2）由于儿童做骨髓穿刺术,不一定很配合,所以穿刺前需认真定位;穿刺时有副手协助固定患儿的体位。

（3）先抽吸少量骨髓液作涂片,必要时再抽吸一定量的骨髓液做细菌培养。

【评分表】

表 36-1 为小儿骨髓穿刺术评分标准。

表 36 - 1　小儿骨髓穿刺术评分标准

姓名_____　学号_____　得分_____

项目	分值	具　体　内　容	标准分	扣分
准备工作	15	戴好帽子、口罩、洗手	5	
		物品准备：骨穿包、5/10 mL 注射器、2%利多卡因、消毒活力碘、棉签、无菌手套、无菌纱布、胶布、弯盘、剪刀	5	
		核对患者信息，询问患者病史，符合骨髓穿刺的适应证，无穿刺禁忌证，并征得患儿家长同意，签订知情同意书	5	
操作步骤	60	患儿取仰卧位，穿刺侧小腿稍外展，腘窝处稍垫高，穿刺点取胫骨粗隆下 1 cm 前内侧	5	
		常规消毒皮肤 2～3 次	5	
		戴无菌手套，铺无菌孔巾	5	
		局麻：抽取 2%的利多卡因，先打一皮丘，再垂直进针，回抽无血后推药，逐层麻醉至骨膜，骨膜行多点麻醉	5	
		穿刺：操作者调节骨髓穿刺针的固定器，左手拇指和示指固定穿刺点周围皮肤，右手持穿刺针与骨膜面垂直刺入，达骨膜后，针头向下，使穿刺针与骨干长径成 60°角进针。至有突破感，且穿刺针固定后，拔出针芯，接无菌干燥注射器抽取骨髓液约 0.2 mL，由助手快速涂片（推片手法及片子质量好坏占 5 分）	15	
		连同注射器一同拔出穿刺针，消毒穿刺点，无菌纱布覆盖，压迫止血，胶布加压固定	5	
		操作过程无菌原则	10	
		重视沟通，人文关怀	10	
结果	25	骨穿是否成功。一次成功给 25 分，每多进行一次扣除 10 分，未成功者扣除该项 25 分	25	
总分	**100**		**100**	

总分_____　主考者签名_____

年　月　日

三十七、儿童气管插管术

❓【场景】

妈妈抱着一个5岁的孩子因为"咳喘3天,气促2h"来院就诊,医生查体发现孩子呼吸急促,呈点头状呼吸,口周发绀,两肺听诊呼吸音降低,少量哮鸣音,经皮氧饱和度82%。

问题一: 作为儿科医生,此时你将如何处理呢?
答: 患儿咳喘、气促、缺氧,立即吸氧、雾化吸入、开放静脉。

问题二: 经吸氧、雾化等治疗,查动脉血气分析,报告如下,你该如何诊断及进一步检查?

PaO_2 55 mmHg, $PaCO_2$ 60 mmHg

答: 患儿咳喘气促,经吸氧、雾化等治疗,动脉血氧分压仍低于60 mmHg,二氧化碳分压超过55 mmHg,需行气管插管术。

问题三: 儿童气管插管该如何操作?

1. 操作前准备

吸引器、吸痰管、氧气管道、加压面罩、复苏球囊、直接喉镜、带或不带套囊气管导管、无菌导引丝、水溶性润滑剂、胶布、手套、口罩、帽子、镇静镇痛及肌松药物、阿托品备用、心肺监护设备、胃管、针筒。

2. 操作要点

(1) 与患儿及家属的沟通:告知患儿目前情况的严重性,要进行气管插管的必要性,以及可能发生的并发症,使家长进一步了解患儿的病情,并取得家属对进一步治疗的了解和理解并签署知情同意书。

(2) 准备和检查物品是否齐全完好,核对患儿的姓名、住院号/门诊号,询问患儿的年龄、体重。

(3) 操作者进行手清洁和消毒,正确戴好口罩、帽子、手套。

(4) 压额抬颌法开放气道(除外颈椎损伤的患儿),婴幼儿可用毛巾在肩部垫高,头部略向后倾(嗅物位),2岁以上儿童可将毛巾垫在枕部,使口、咽、气管轴呈一直线,有利于气道的开放。

(5) 助手准备吸引器和吸痰管,清理气道分泌物。

(6) 在气道开放的情况下,给予球囊面罩加压给氧通气。选择合适的加压面罩:大小为下眼睑下方至下颌下方,以防止压迫眼球和漏气。选择合适大小的球囊,连接供养管道。一手采用"E-C"的手法固定面罩,一手按压球囊,进行人工通气,以改善通气和氧合,并等待助手做好气管插管物品的准备。注意胸廓要有良好的起伏,为防止胃胀气,必要时可放置鼻胃管或口胃管。

(7) 助手准备气管插管物品:

① 选择合适的镜片并安装在直接喉镜上,检查直接喉镜光源工作是否正常。

② 选择合适内径的气管插管导管,一般来说导管内径的选择为足月新生儿、小婴儿3～3.5 mm,1岁以内为4 mm,1～2岁为5 mm,2岁以上可根据公式计算:导管内径(mm)＝年龄(岁)/4＋3(带套囊导管)。

③ 将无菌导引丝置于气管导管内,并予以塑形,导引丝不能超出气管导管的远端,注意无菌操作。

④ 涂抹少量水溶性润滑剂在气管导管的远端,以便顺利完成插管,减少对声门的损伤,注意无菌操作。

⑤ 带套囊的导管应在插管前检查套囊是否漏气,并用针筒抽掉套囊内的气体。

(8) 气管插管操作:

① 打开直接喉镜,左手持直接喉镜镜柄,打开患儿右口角,镜片由口腔右侧进入,将舌推至中间,暴露会厌,使用弯镜片可将其顶端插入会厌谷,使用直镜片可将其顶端越过会厌,置于声门上。

② 向前向上提起直接喉镜镜柄,暴露声门,必要时请助手用手指轻压患儿环状软骨,以利于声门暴露。

③ 将准备好的气管导管自右口角进入,气管导管远端的墨菲孔朝向患儿右侧,远端的斜面开口朝向患儿左侧,气管导管插入声门,使导管远端的声门标记(无套囊导管)过声门,或整个套囊(带套囊导管)过声门;还可以根据以下公式估算导管插入的合适深度:导管远端至门齿的距离(mm)＝年龄(岁)/2＋10(2岁以上),或＝导管内径(mm)×3。

④ 完成插管,拔除导引丝,立即连接球囊,给予正压通气,同时一手固定导管位置,以免移位和滑脱。

⑤ 使用带套囊的导管,在完成插管后用针筒向套囊内注入气体,至套囊饱满,有一定的张力。

(9) 确认气管插管位置:

① 观察两侧胸廓运动是否一致。

② 听诊两侧胸壁及腋下是否能听到呼吸音,且呼吸音强弱是否一致。

③ 腹部听诊无呼吸音。

④ 检测呼气末 CO_2 水平。若怀疑导管插入食管（胸廓运动不佳，胸壁听诊无呼吸音，腹部膨隆），应立即拔出导管，予球囊面罩加压通气，再重新插管；若两侧胸廓运动或听诊呼吸音不对称，则可能导管插入一侧支气管（常见的为右侧），应慢慢退出直至两侧呼吸音、胸廓运动对称。应尽早予以胸部摄片，以明确导管位置。

（10）完成插管、确认位置后，用胶带固定气管导管在患儿面部，必要时使用牙垫防止咬瘪导管。

（11）清理插管场所，合理处理医疗废物和利器，再次进行手清洁。

（12）做好插管记录，并记录导管内径和插入深度。

（13）安置患儿，连接呼吸机，连接心电氧饱和度监护仪，对生命体征进行严密的观察和监测，并向家属解释病情及注意事项。

【注意事项】

（1）操作过程中动作要连贯、迅速、轻柔，对插管的位置要做出果断的判断，尽量减少缺氧的时间，尽可能地避免不必要的损伤。

（2）在充分球囊面罩加压通气供氧后，开始插管，插管时间应控制在 30 s 内，应在心电及氧饱和度监护下进行，插管过程中如果出现发绀、心率下降（小于 60 次/分，或心率持续低于基础心率），应立即停止插管，给予球囊面罩加压纯氧通气；为防止出现插管诱发的反射性心动过缓，可预先静脉注射阿托品（0.02 mg/kg）；若患儿不合作，抵抗较强，可以给予一定的镇静镇痛或肌松药物。

（3）在使用直接喉镜暴露声门时，切勿将镜柄用力向后撬起，也勿以牙龈或牙齿作为支点，否则容易损伤牙床或牙龈，同时影响声门的暴露效果。

（4）应和家属做好充分的沟通，应告知家属气管插管的风险及可能的并发症，对家属和患儿态度温和可亲。

【临床经验】

在完成气管插管、连接呼吸机后，在心电氧饱和度的监测下，突然出现生命体征的恶化（心率、氧饱和度的下降），应考虑到以下 4 种最有可能的情况：

（1）气管导管位置的改变，如滑脱、进入一侧支气管、滑入食管等，应立即拔出气管导管，给予球囊面罩加压供氧，并做好准备，再次进行插管。

（2）气管导管的堵塞，如痰液、血液等，应断开与呼吸机的连接，予球囊加压供氧，并使用吸痰管，插入导管内进行负压吸引，清理痰液、血液等。

（3）出现气胸，由于通气压力高或通气不均匀，及本身的肺部疾病，在机械通气下可发生气胸，表现为气胸侧呼吸音降低、胸廓饱满、氧饱和度下降，如果出现张力性气胸，甚至可以表现为梗阻性休克。如出现上述情况,立即予胸腔穿刺排气(部位为患侧胸廓第 2 肋间穿刺),必要时置胸腔引流管,进行胸腔闭式引流。

(4) 设备故障:可以是监护仪,也可以是呼吸机出现故障。应断开与呼吸机的连接,予球囊加压供氧,体检患儿呼吸循环系统及生命体征的情况是否稳定,同时检测设备是否有问题,排除故障后再次连接呼吸机及监护仪。

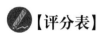【评分表】

表 37 - 1 为儿童气管插管考核评分表。

表 37 - 1 儿童气管插管考核评分表

姓名_____ 学号_____ 得分_____

项目	分值	具 体 内 容	标准分	扣分
操作前准备	5	与患儿家属进行沟通,物品准备		
		与家属沟通,告知患儿目前情况的严重性	1	
		进行气管插管的必要性及可能的并发症,取得家属同意并签署知情同意书	1	
		准备和检查物品是否齐全完好,是否在有效期内	1	
		核对患儿姓名及住院号/门诊号(紧急时可无住院号/门诊号)	1	
		询问年龄、体重	1	
操作过程	4	无菌概念,戴口罩、帽子,手清洁和消毒		
		操作者手清洁和消毒,消毒洗手液洗手	1	
		操作者正确戴好口罩、帽子、手套	3	
	8	开放气道		
		压额抬颌法开放气道,垫毛巾于枕部(儿童)或肩部(婴儿)(手法不正确不给分)	4	
		助手用吸引器和吸痰管,清理气道分泌物	4	
	6	球囊面罩加压给氧 插管前先给予球囊面罩加压给氧通气		
		选择合适的加压面罩	2	
		采用 E - C 的手法固定面罩,开放气道,进行人工通气	2	
		胸廓要有良好的起伏(胸廓无起伏不给分)	2	
	16	插管物品准备		
		选择合适的镜片并安装在直接喉镜上,检查直接喉镜光源工作是否正常	4	
		选择合适内径的气管插管导管,带套囊的导管应在插管前检查套囊是否漏气,并用针筒抽掉套囊内的气体	4	
		将无菌导引丝置于气管导管内,并予以塑形,导引丝不能超出气管导管的远端,涂抹少量水溶性润滑剂在气管导管的远端	6	
		注意无菌操作	2	

（续表）

项目	分值	具 体 内 容	标准分	扣分
	30	插管		
		打开直接喉镜，左手持直接喉镜镜柄，助手打开患儿右口角，镜片由口腔右侧进入，将舌推到中间，暴露会厌	6	
		向前向上提起直接喉镜镜柄，暴露声门	6	
		将准备好的气管导管自右口角进入，气管导管远端的墨菲孔朝向患儿右侧，远端的斜面开口朝向患儿左侧	6	
		气管导管插入声门，使导管远端的声门标记（无套囊导管）过声门，或整个套囊（带套囊导管）过声门，导管插入深度合适	8	
		完成插管，拔除导引丝，立即连接球囊，给予正压通气（使用带套囊的导管，在完成插管后用针筒向套囊注入气体）	4	
	12	确认插管位置		
		观察两侧胸廓运动是否对称一致，	4	
		听诊两侧胸壁及腋下是否能听到呼吸音，且呼吸音强弱是否一致，可根据实际情况调节插管深度	4	
		腹部听诊无呼吸音	4	
	4	固定插管		
		完成插管、确认位置后，用胶带固定气管导管（最终选择的深度）在患儿面部，必要时使用牙垫防止咬瘪导管	4	
操作后处理	4	物品复原、处理、清洁及记录		
		物品基本复原，废物废料销毁、丢弃到正确的位置	2	
		再次进行手清洁	1	
		做好插管记录，并记录导管内径及插入深度	1	
总体评价	11	操作熟练，无菌观念		
		操作动作熟练，操作顺序有条理、不慌乱	2	
		有无菌意识（操作过程中违反无菌原则不给分）	2	
		爱伤观念、仪表、态度		
		动作用力得当，操作中时刻注意患儿的脉搏、呼吸	3	
		操作时态度认真严谨，沟通时礼貌、和蔼	2	
		操作时间掌握		
		时间把握得当，在规定时间内完成操作	2	

总分_____　主考者签名_____

年　月　日

三十八、婴儿置胃管

【场景】

13 个月男孩，"纳差、面色苍白 3 月余"入院，食欲差、拒食，不爱活动，查体精神倦，面色苍白，消瘦，腹壁皮下脂肪 0.3 cm，四肢肌张力低。

问题一：作为儿科医生，碰到此种情况，该如何处理？

答：做生长发育评估，完善血常规、电解质、肝功能等检查。由于患儿食欲差，拒食，需置胃管。

问题二：儿童应如何置胃管？

1. 操作前准备

治疗盘里物品准备：一次性胃管、手套、棉签、纱布、治疗巾、注射器、弯盘、温生理盐水、听诊器、胶布。

2. 操作要点

(1) 物品准备及与患儿家属的沟通：准备和检查物品是否齐全完好；两次身份识别，即除了核对床位卡(患儿姓名，门诊号/住院号)，还要核对手腕带；解释插胃管的目的，取得患儿家属的同意和配合。

(2) 评估患儿鼻腔情况，包括鼻腔黏膜有无肿胀、炎症、鼻中隔弯曲、息肉等，既往有无鼻部疾患。

(3) 询问患儿身体情况，了解既往有无插管经历，询问上次进食时间。

(4) 操作者进行手清洁和消毒，正确戴好口罩、帽子和手套。检查治疗盘内用物是否齐全，是否在有效期内。

(5) 一次性胃管的选择与患儿体重的关系：6F：2 kg；8F：3～9 kg；10F：10～20 kg；12F：20～30 kg；14F：30～50 kg；16F：≥50 kg。

(6) 将患儿床头摇高 30°～60°角，清洁选择的鼻腔。

(7) 戴手套，将治疗巾铺于颌下，弯盘置于口角旁。

（8）插入胃管长度测量及标记：经鼻腔插入长度以患儿发际到剑突的长度，或鼻尖至耳垂再到剑突的长度，并做记号；由口腔插入的长度：口角至耳垂再到剑突的长度，并做记号。

（9）持等渗氯化钠注射液（生理盐水）纱布或水溶性润滑剂润滑胃管前端。

（10）插胃管从鼻腔或口腔进入胃部，清醒者嘱头稍前倾并吞咽，昏迷者托起头颈部。插管动作轻稳，插入至标记处。

（11）判断胃管是否在胃内：

① 抽胃液，并用 pH 试纸确证为酸性胃液——是较为可靠的依据。

② 注入空气 10 mL，胃部听到气过水声。

③ 胃管末端置盛水杯中，无气泡出现。

（12）固定胃管：确认胃管插入胃部后，用胶布固定胃管在鼻翼部，面颊部。

（13）安置患儿，交待注意事项，清理物品，再次做手清洁。

【注意事项】

（1）使用液状石蜡润滑胃管时，应尽量量少，以免误入气管造成坠入性肺炎的危险。

（2）插管动作轻稳，特别是在食管狭窄处：环状软骨、平气管分叉处及食管通过膈肌处，以免损伤食管黏膜。如患儿有恶心，稍停片刻再插，如盘在口腔内或误入气管，可拔出重插。

（3）鼻腔异常或有颌面部损伤的患儿，应置口胃管。

（4）插管过程中注意患儿的反应及生命体征变化，给予人文关怀。

【临床经验】

（1）插管误入气道：患儿会出现呛咳、发绀、呼吸困难等，应立即拔出插管，重新置入。在未确认插管是否置入胃内时，不能注入药物或液体食物，以免引起坠入性肺炎。

（2）损伤：食管黏膜或胃黏膜的损伤会有新鲜的出血表现，观察出血的量和持续的时间，出血量大、无法止血，必要时通过胃镜进行检查和治疗。

（3）感染：考虑由胃管引起的感染，应拔出胃管，进行微生物培养，重新置入清洁胃管，给予一定的抗感染治疗。

【评分表】

表 38-1 为婴儿置胃管考核评分表。

表 38-1　婴儿置胃管考核评分表

姓名_____　学号_____　得分_____

项目	分值	具　体　内　容	标准分	扣分
操作 前准备	7	与患儿家属沟通,物品准备		
		准备和检查物品是否齐全完好,是否在有效期内	1	
		核对床位卡(患儿姓名,门诊号/住院号)、手腕带	1	
		与家属沟通,交待检查目的和检查过程中可能发生的情况	1	
		操作前评估		
		询问患儿身体情况,了解既往有无插管经历	2	
		询问上次进食时间,评估患儿鼻腔情况	2	
操作 过程	4	无菌概念,戴口罩、帽子,手清洁和消毒		
		操作者手清洁和消毒,消毒洗手液洗手	2	
		操作者正确戴好口罩、帽子	2	
	6	一次性胃管选择		
		正确选择一次性胃管,一次性胃管的选择与患儿体重的关系: 6F:2 kg;8F:3～9 kg;10F:10～20 kg;12F:20～30 kg; 14F:30～50 kg;16F:≥50 kg(可口述)	6	
	3	体位及鼻腔的选择		
		将患儿床头摇高30°～60°角 清洁选择的鼻腔	3	
	37	插管过程		
		戴手套,将治疗巾铺于颌下,弯盘置于口角旁	7	
		插入胃管长度测量:经鼻腔插入长度以患儿发际到剑突的长度,或鼻尖至耳垂再到剑突的长度;由口腔插入的长度:口角至耳垂再到剑突的长度(考官可提问)	12	
		长度测量后做好标记	3	
		持等渗氯化钠注射液(生理盐水)纱布或水溶性润滑剂润滑胃管前端	3	
		插胃管从鼻腔或口腔进入胃部:清醒者嘱头稍前倾并吞咽,昏迷者托起头颈部,插管动作轻稳有节力,插入至标记处(考官可提问)	12	
	14	确认胃管位置		
		抽得胃液,并用 pH 试纸确证为酸性胃液——是较为可靠的依据	2	
		注入空气 10 mL,胃部听到气过水声	6	
		胃管末端置盛水杯中,无气泡出现(考官可提问)	6	
	13	固定胃管		
		确认胃管插入胃部后,用胶布固定胃管在鼻翼部,面颊部	13	

（续表）

项目	分值	具 体 内 容	标准分	扣分
操作后处理	5	物品复原、处理、清洁及记录	2 1 2	
		物品基本复原，废物废料销毁、丢弃到正确的位置 再次进行手清洁 做好插管记录，交待注意事项		
总体评价	11	操作熟练，无菌观念	2 2	
		操作动作熟练，操作顺序有条理、不慌乱 有无菌意识（操作过程中违反无菌原则不给分）		
		爱伤观念、仪表、态度	3 2	
		动作用力得当，操作中时刻注意患儿的脉搏、呼吸 操作时态度认真严谨，沟通时礼貌、和蔼		
		操作时间掌握	2	
		时间把握得当，规定时间内完成		

总分_____   主考者签名_____

　　　　　　　　　　年　月　日

第五部分

护　理

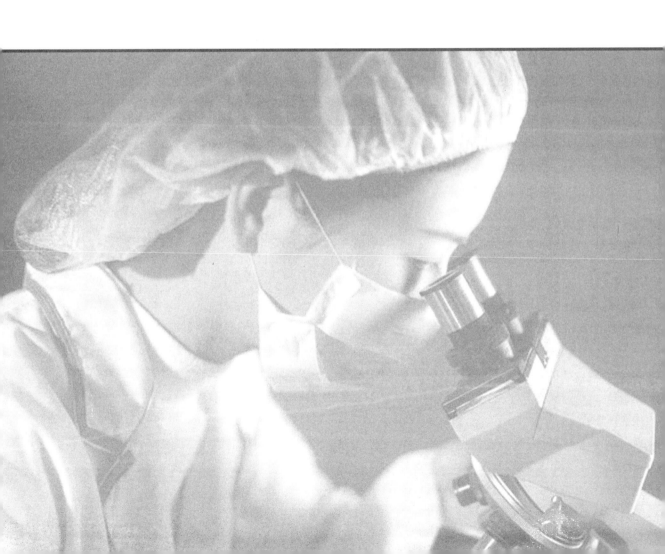

三十九、吸　　氧

【场景】　呼吸内科入院接待一男性患者,78 岁,因"老慢支,肺部感染"收治入院,患者精神萎靡,前额微汗,气促,不能平卧,查体:心率 104 次/分,呼吸 32 次/分,血压 140 mmHg/95 mmHg。

入院后,应立即给予患者什么治疗措施?

(1)半卧位或坐位。

(2)吸氧。

(3)安抚患者,减缓紧张情绪。

【操作前准备】

(1)操作者准备:服装鞋帽整洁,洗手戴口罩。

(2)用物准备:氧气装置(氧气瓶或中心供氧),流量表,湿化瓶(内注冷开水 1/3～1/2),治疗碗(内盛温开水)、一次性双侧鼻导管、纱布、棉签、手电筒、弯盘、用氧记录单、笔、消毒洗手液。

【操作要点】

1. 鼻导管、鼻塞给氧

鼻导管、鼻塞给氧——最常用,适用于任何缺氧患者。

1)评估患者

评估患者,有效沟通,安置合适体位。

(1)核对患者床号姓名;解释吸氧目的;安抚并取得患者同意配合;用电筒检查评估:双侧鼻腔是否通畅;缺氧情况。安置患者取舒适体位(半卧位或坐位)。

(2)评估内容:患者年龄、病情、意识状态,心理状态、合作程度、缺氧情况(胸闷气急程度、口唇甲床色泽、皮肤色泽)鼻腔通畅度(先查对侧鼻腔后查近侧)。

2）洗手戴口罩 备齐用物

按六步法洗手后戴口罩,准备和检查物品完好齐全,氧气湿化瓶(加冷开水至 1/2～2/3)。

3）安装氧流量表 清理患者鼻腔 连接吸氧管

（1）用无菌纱布将氧流量表内气芯拧好。

（2）连接湿化瓶到氧流量表,开启气源检查通畅和是否漏气。

（3）查对、解释后用棉签蘸水清洁鼻腔。

（4）连接氧气导管,打开氧流量开关,根据病情调节氧流量,氧气导管放入盛有温开水的治疗碗中,检查氧气有无逸出或漏气现象。

（5）将氧气导管轻插患者鼻腔,经面颊向后挂双耳再转至颌下固定导管,松紧以伸入一指适宜。

（6）记录吸氧开始时间和氧流量,向患者和家属交待用氧注意事项。

4）停止吸氧,物品清理

（1）先取下氧气导管至医用废物桶,再关氧气流量表,卸下流量表,盖上中心供氧防尘塞。

（2）帮助患者清洁鼻腔分泌物和面部。

（3）记录停止时间。

（4）清理用物。

2. 面罩吸氧

通过呼吸面罩吸氧,简便可靠。氧浓度为 60%～90%,氧流量≤6L/min,适用于短期内需给予高浓度吸氧者。

3. 氧气枕吸氧

氧气枕吸氧适用于转运患者途中或家庭病床给氧。

【注意事项】

（1）注意用氧安全,告知四防: 防火、防油、防震、防热。患者不可自行调节。

（2）用氧过程中,注意患者脉搏、血压、精神状态、皮肤颜色、温度和湿度,呼吸方式等。

（3）持续鼻导管吸氧时,每日视情况应更换或清洁鼻导管,及时清除鼻腔内分泌物。

（4）根据病情的变化调整氧流量。

【临床经验】

1. 氧疗的种类

动脉血二氧化碳分压($PaCO_2$)是评价通气状态的指标,是决定以何种方式给氧的重要依据。临床上根据吸入氧浓度将氧疗分为低浓度氧疗、中等浓度氧疗、高浓度氧疗、高压氧疗 4 类。

吸入氧浓度和氧流量的关系为:吸氧浓度(%)=21+4×氧流量(L/min)

(1) 低浓度氧疗：又称控制性氧疗，吸氧浓度低于40%。用于低氧血症伴二氧化碳潴留的患者，如慢性阻塞性肺病和慢性呼吸衰竭，呼吸中枢对二氧化碳增高的反应很弱，呼吸的维持主要依靠缺氧刺激外周化学感受器。

(2) 中等浓度氧疗：吸氧浓度为40%～60%。用于有明显通气/灌注比例失调或显著弥散障碍的患者，特别是血红蛋白浓度很低或心输出量不足者，如肺水肿、心肌梗死、休克等。

(3) 高浓度氧疗：吸氧浓度在60%以上。用于单纯缺氧而无二氧化碳潴留的患者，如成人型呼吸窘迫综合征、心肺复苏后的生命支持阶段。

(4) 高压氧疗：指在特殊的加压舱内，以2～3 kg/cm^2 的压力给予100%的氧吸入。主要适用于一氧化碳中毒、气性坏疽等。

2. 氧疗适应证

(1) 通气不足：见于药物和某些疾病引起的呼吸抑制，如慢性阻塞性肺部疾病导致严重缺氧、肺内气体弥散功能障碍，如间质性肺纤维化、间质性肺水肿等。

(2) 通气/灌注比例失调：常见于慢性阻塞性肺疾患、肺大面积炎症性实变、肺不张等。其他原因引起的缺氧，如心力衰竭、心肌梗死、休克、昏迷及一氧化碳中毒等所致的呼吸困难。

3. 氧疗目的

提供足够浓度的氧，纠正各种原因造成的缺氧状态，提高患者血氧分压和动脉血氧饱和度，增加动脉血氧含量，纠正或减少缺氧对机体的不利影响。

4. 常用氧流量与氧浓度换算对照表（见表39-1）

常用氧流量与氧浓度换算式：吸氧浓度（%）＝21＋4×氧流量（L/min）

表 39-1　常用氧流量与氧浓度换算对照表

氧疗浓度	氧流量/(L/min)	氧浓度/%
低浓度氧疗 （吸氧浓度＜40%）	1	25
	2	29
	3	33
	4	37
中等浓度氧疗 （吸氧浓度为40%～60%）	5	41
	6	45
	7	49
	8	53
	9	57
	10	61

【评分表】

表 39 - 2 为鼻吸氧考核评分标准。

表 39 - 2　鼻吸氧考核评分标准

项目		分值	具体内容	标准分	扣分
素质要求		5	服装整洁,仪表端庄	5	
操作前	评估患者	8	核对床号,姓名	3	
			询问、了解患者身体状况,向患者解释,取得配合,患者体位舒适	5	
	准备	10	洗手戴口罩	5	
			备齐用物,放置合理	5	
操作过程	吸氧	52	安装氧气装置	5	
			打开氧气开关,检查有无漏气	10	
			清洁鼻腔	2	
			连接吸氧鼻导管	5	
			调节氧流量	5	
			将鼻导管轻轻插入双侧鼻孔	5	
			固定导管牢固、美观	5	
			记录用氧时间	5	
			观察缺氧情况	5	
			操作后洗手,用物放回原处	5	
	停止吸氧	15	关闭氧气顺序正确	10	
			帮助患者清洁面部	2	
			记录停止时间及吸氧时间	3	
操作后		10	患者体位舒适	5	
			洗手整理用物	5	
总分		100	总体评价:优秀　合格　差(请打√)		
备注			若操作者吸氧顺序错误或停止吸氧顺序错误均扣15分		

四十、静脉输液法

【场景】 消化内科 19 床新患者,男性,78 岁,因"腹泻待查"收治入院,患者精神萎靡,软弱无力,入院后急查血电解质报告示:K^+ 2.8 mmol/L,医嘱示"5%GS 500 mL＋10% KCl 15 mL iv gtt"。

问题一:一接到医嘱后,责任护士应立即给患者什么治疗措施?

(1)患者取平卧位。

(2)静脉输液。

(3)安抚患者,减轻紧张情绪。

问题二:静脉输液如何操作

1. 操作前准备

(1)操作者准备:服装鞋帽整洁,洗手戴口罩。

(2)用物准备:液体及药物(按医嘱准备)、医嘱单、输液瓶贴,安尔碘、酒精棉球、棉签、砂轮、开瓶器、注射器、输液器、输液敷贴、止血带、瓶套、剪刀、污物盘、输液记录卡、输液架、快速洗手液、小夹板(必要时)。

2. 操作要点

1)评估患者

有效沟通,安置患者合适体位,核对患者床号、姓名,解释静脉输液目的,安抚并取得患者同意配合,评估患者穿刺部位皮肤情况、静脉充盈度和弹性、肢体活动度,嘱排尿。

2)洗手戴口罩,备齐用物

按六步法洗手后戴口罩,准备和检查物品完好齐全。

3)药物准备

(1)两人核对:医嘱单、输液瓶贴、药物、输液卡;检查好药品名称、剂量、有效期及配伍禁忌。

(2)消毒瓶塞及药物安瓿,抽吸药物加入输液瓶内,将输液管、通气管针尖相对,同时插入瓶塞至针头根部,关闭输液夹,再次核对加入药物,检查药液是否澄清。将输液卡放入治疗盘内。

4)患者准备

携用物至床旁,核对床位姓名,向患者解释目的,关心患者有无排泄需求(行动不便者协助排便),助患者取舒适体位。

5)注射

(1)再次观察液体的澄明度并挂于输液架上,一次排气成功至头皮针,莫非氏滴管液面在1/2～2/3,由上至下检查皮条内无气泡,妥善悬挂输液器。首次排气至下过滤网,固定通气管,针头用密封无菌针头套保护好。

(2)选择穿刺血管,系上压脉带,常规消毒皮肤,再次核对,嘱患者握拳使血管充盈。

(3)取下输液管,套上针头,松开输液夹,再次排气并排液(液体排在弯盘内,不超过5滴),关紧输液夹,再次检查输液管内确无气泡,左手绷紧皮肤,右手持针穿刺,见回血再进针少许,嘱患者松拳。

(4)三松:(止血带、输液夹、拳)见溶液点滴通畅时,用敷贴固定针头(针头固定在敷贴中心处),针管呈U型固定;敷贴紧贴皮肤,必要时用夹板固定。

(5)根据患者年龄,病情,药物性质调节滴速,一般为40～60滴/分,老人、小儿、心脏疾患的病员输液速度宜慢或遵医嘱。

(6)正确记录输液卡,向患者及家属交待有关注意事项,整理患者床单位及用物,并观察有无输液反应。

6)拔针

拔针。夹紧调节器,轻缓撕松固定敷贴,消毒干棉球按压穿刺点上方,迅速拔针。

【注意事项】

(1)严格执行查对制度和无菌操作原则。

(2)合理安排静脉输液顺序,合理配制药物。

(3)注意药物配伍禁忌。抗生素类药物应现配现用。

(4)注意观察输液情况,针头有无滑脱,局部有无肿胀,有无输液反应。

(5)根据病情和药物性质调节输液速度。

(6)预防空气栓塞,输液时必须排尽管内空气,防止液体流空,及时更换输液瓶及添加药液,输完后及时拔针。

(7)对长期输液者注意保护血管,可采取:

① 四肢静脉从远端小静脉开始,手足交替。

② 穿刺时掌握3个环节,选择静脉要准、穿刺要稳、针头固定要牢,提高穿刺成功率。

③ 输液中加入对血管刺激性大的药物,如红霉素等,应待穿刺成功后再加药,宜充分稀释,输完药应再输入一定量的等渗溶液,防止静脉炎。

【临床经验】

1. 静脉输液目的

(1) 纠正水和电解质紊乱,维持酸碱平衡。

(2) 补充营养,治疗疾病。

(3) 增加血容量,维持血压。

(4) 利尿剂消肿。

2. 静脉输液适应证

(1) 不宜口服、皮下或肌内注射,只适宜经静脉给药。

(2) 静脉营养治疗。

3. 静脉输液禁忌证

(1) 有严重出血倾向者。

(2) 穿刺局部有感染者。

4. 静脉输液的常见输液反应

有发热反应,心力衰竭、肺水肿,静脉炎和空气栓塞。

【评分表】

表 40-1 为静脉输液考核评分标准

表 40-1　静脉输液考核评分标准

项目		分值	具 体 内 容	标准分	扣分
素质要求		5	服装整洁,仪表端庄	5	
操作前	评估患者	8	核对床号,姓名	3	
			评估穿刺部位皮肤、静脉情况,解释安抚需患者配合	5	
	准备	10	洗手戴口罩	5	
			备齐用物,放置合理	5	
操作过程	药物准备	17	核对检查药物方法正确	5	
			贴输液瓶贴(倒贴),消毒瓶盖,加药(吸药方法正确)	10	
			插一次性输液器	2	
	患者准备	7	核对,舒适体位	2	
			询问有无过敏史及患者的身体状况	5	
	注射	43	备胶布,一次排气成功	5	
			选静脉,扎止血带	5	

（续表）

项目	分值	具 体 内 容	标准分	扣分
		消毒皮肤以穿刺点为中心，螺旋式由内向外消毒，范围直径大于 5 cm，消毒到位，再次核对药液，进行穿刺	10	
		握拳，进针见回血	4	
		松止血带，松调节器，松拳	6	
		正确固定针头，调节滴速，观察	6	
		正确书写输液记录	3	
		核对，关心患者，健康教育	4	
操作后	10	整理床单位，合理安置患者	2	
		观察输液反应，及时处理故障	5	
		正确整理、清理用物，洗手	3	
总分	100	总体评价：优秀　合格　差（请打√）		
备注		核对药物或患者姓名错误视为不及格，缺乏无菌概念扣 10 分		

四十一、静脉采血技术

🔖【场景】 普外科患者 36 床,男性,56 岁,因"胃癌"收治入院。遵医嘱予以明日在气静麻醉下行胃癌根治术,予以术前备血 2U。

问题一:作为责任护士,接到医嘱后应给予患者什么治疗措施?

(1) 术前宣教。

(2) 静脉采血(备血)。

问题二:如何给患者进行静脉采血?

1. 操作前准备

(1) 操作者准备:服装鞋帽整洁,洗手戴口罩。

(2) 用物准备:注射治疗车、压脉带、安尔碘、棉签、酒精棉球、采血头皮针、标本容器、胶布、小垫枕。

2. 操作要点

1) 核对医嘱,评估患者

核对医嘱,评估患者,有效沟通,安置患者合适体位。

(1) 两人核对医嘱,打印条形码,正确粘贴于血标本容器。

(2) 核对患者床号、姓名,解释静脉采血目的,消除顾虑并取得患者配合。

(3) 询问并了解患者是否按照要求进行采血前准备,评估患者穿刺部位皮肤情况、静脉充盈度和弹性、肢体活动度。

(4) 安置合适舒适体位(坐位或平卧位)。

2) 洗手戴口罩,备齐用物

按六步法洗手后戴口罩,准备和检查物品完好齐全。

3) 采血

(1) 携用物至病床边,核对床位姓名,腕带,试管条形码,解释采血目的与方法,协助患者取舒适体位。

(2) 选择合适静脉,在穿刺部位下垫小枕。在穿刺处上部约 6 cm 处系压脉带,用 2‰安尔碘,螺旋式由内至外,直径 5 cm 以上,常规消毒局部皮肤 2 次,嘱患者握拳,使静脉充盈、显露便于穿刺,再次核对患者床号,姓名,准备胶布。

(3) 左手拇指绷紧注射部位皮肤并固定静脉,右手持采血头皮针使针头斜面朝上,与皮肤呈 20°～30°角,从静脉上方或侧方刺入皮下,再沿静脉方向潜行刺入,见回血,表明已进入,可再顺静脉推进 0.5～1 cm,根据检验项目留取相应血量。

(4) 采血完毕,及时松压脉带,嘱患者松拳,用干棉球按压静脉穿刺处皮肤,迅速拔出针头,继续按压 5～10 min。

(5) 再次核对,协助患者取舒适卧位,观察患者情况、告知患者采血后注意事项,正确处理血标本(轻轻颠倒混合 5～10 次,以确保促凝剂作用,尽快送往实验室,管口向上、垂直放置,动作温和防止标本管振荡),及时扫描,清理用物。

【注意事项】

(1) 若患者正在进行静脉输液、输血,不宜在同侧手臂采血。

(2) 在采血过程中,应当避免导致溶血的因素。

(3) 需要抗凝的血标本,应当血液与抗凝剂混匀。

(4) 目前采用一次性真空采血器采血。

【临床经验】

(1) 静脉血标本采集目的:为患者采集、留取静脉血标本,协助临床诊断,为治疗提供依据。

(2) 常用采血静脉:

① 四肢静脉:上肢常用部位为肘部(贵要静脉、正中静脉、头静脉)、腕部、手背静脉;下肢常用部位为大隐静脉、小隐静脉、足背静脉;

② 小儿头皮静脉;

③ 股静脉。

【评分表】

表 41-1 为静脉采血考核评分标准。

表 41-1 静脉采血考核评分标准

项目		分值	具 体 内 容	标准分	扣分
素质要求		5	服装整洁,仪表端庄	5	
操作前	准备	10	两人核对医嘱,检验项目	5	
			检查标本容器有无破损,是否符合检验要求,贴上标签	5	
		10	洗手戴口罩	5	
			备齐用物,放置合理	5	
操作过程	患者准备	15	核对床号、姓名(开放式)、腕带、试管条形码	5	
			解释,取舒适体位	10	
	采血过程	55	选择血管、扎压脉带	5	
			消毒皮肤,再次核对	5	
			按无菌原则穿刺成功	10	
			抽取适当的血量	5	
			及时松压脉带,嘱患者松拳	10	
			按压穿刺点	5	
			操作后核对、安置患者	5	
			观察患者情况、告知患者采血后注意事项	5	
			正确处理血标本	5	
操作后		5	整理床单位,合理安置患者	2	
			正确整理、清理用物,洗手	3	
总分		100	总体评价: 优秀　合格　差(请打√)		
备注			核对患者姓名错误视为不及格,缺乏无菌概念扣10分		

四十二、经口鼻腔吸痰

【场景】

呼吸科 19 床，男性患者，73 岁，床边 EKG 示 HR 98 次/分，R 29 次/分，BP 156 mmHg/92 mmHg，SO_2：89%，痰鸣音明显，痰液黏稠，量较多，不易咳出，目前患者神志清楚，精神萎靡，呼吸急促，情绪紧张。

问题一： 作为责任护士见状应给予什么护理措施？

(1) 遵医嘱给予经口鼻腔吸痰。

(2) 安抚患者，减轻紧张情绪。

问题二： 如何进行经口鼻腔吸痰？

1. 操作前准备

操作者准备：服装鞋帽整洁，洗手戴口罩

用物准备：负压吸引器 1 台、吸痰治疗盘，包括一次性吸痰管、镊子、弯盘、纱布、必要时准备压舌板、拉舌钳、开口器、多头电插板等，消毒洗手液，备简易呼吸囊。

2. 操作要点

1) 核对医嘱，评估患者，有效沟通，备齐用物

两人核对医嘱，评估患者意识状态、生命体征、吸氧流量、口唇甲床有无发绀表现；呼吸道分泌物的量及黏稠度、义齿（义齿放置于冷开水中），对清醒的患者进行有效的解释，取得配合，患者床旁备：①清水；②餐巾纸；③污物桶。

2) 检查用物：洗手、戴口罩

检查氧气、负压吸引装置及设备性能（强检合格、刻度清晰、管道无老化破损、连接正确、衔接紧密），打开吸引器，检查吸引器性能是否良好，吸引管道是否通畅。调节负压大小适宜负压[150～200 mmHg(0.04～0.06 MPa)]。

3) 吸痰

(1) 放低床头，头偏右侧，垫纸（昏迷患者可用压舌板或开口器启开）。

（2）吸痰前观察生命体征。

有监护仪：观察生命体征；无有监护仪：观察口唇颜色、甲床及面色，并提高氧流量，较前氧流量提升 2～3 L/min（先断开氧气接头，再提升氧流量）。

（3）调节负压至 150～200 mmHg（0.04～0.06 MPa），右手戴手套取出吸痰管并盘绕手指，根部与负压管相连，滑润冲洗吸痰管。

（4）折叠导管末端，将吸痰管由口颊部插至咽部，在患者吸气时吸痰管插入[如口腔吸痰有困难，可从鼻腔插入（鼻腔分泌物较多时先吸口腔再吸鼻腔）]，插入一定深度时，立即放开导管折叠处，进行吸痰。

（5）吸痰时动作要轻柔，从深部向上提拉，左右旋转。每次吸痰时间不超过 15 s，以免缺氧。

（6）吸痰过程中观察患者痰液情况、血氧饱和度、生命体征的变化。

（7）导管退出后应用清水抽吸冲洗，防止导管被痰液阻塞；擦干患者口鼻。

（8）操作完毕，关上吸引器开关，吸痰后将氧流量调至原来水平。

（9）根据病情进行有效指导。指导患者深吸气后咳嗽；吸痰时配合咳嗽，以利于痰液咳出；整理床单位，协助患者取安全、舒适的体位。

（10）用物处理，洗手脱口罩，记录。

【注意事项】

（1）严格执行无菌操作原则，插管动作轻柔、敏捷。

（2）吸痰前后应适当给予高流量吸氧，吸痰时间不超过 15 s。对痰液较多需再次吸引者，应间隔 3～5 min 后再进行操作，并更换吸痰管，连续吸痰不超过 3 次。一根吸痰管只能使用一次。吸痰顺序正确（先口腔，再鼻腔）。

（3）吸痰过程中注意观察患者神态和呼吸频率，观察患者痰液性状、颜色、量。

（4）在进食后 0.5 h 内谨慎吸痰。若患者有活动义齿，应在操作前取下。

（5）痰液黏稠不易吸引者，也可配合翻身拍背、雾化吸入。若患者发生缺氧症状如发绀、心率下降等症状时，应当立即停止吸痰，休息后再吸。

【临床经验】

1. 吸痰目的

利用负压原理，将患者呼吸道内分泌物吸出，达到清理呼吸道，保持呼吸道通畅，改善通气的功能。

2. 吸痰适应证

（1）患者无力咳嗽咳痰，或不能充分排痰。

（2）气管插管或气管切开术后患者，需通过吸痰协助清理呼吸道。

（3）溺水者，大量咯血者。

3. 吸痰禁忌证

（1）声门、气管痉挛者。

（2）缺氧而未给氧者，除非确定缺氧是由于气道痰堵所致。

（3）心血管急症者。

4. 吸痰并发症

（1）低氧血症。

（2）呼吸道黏膜损伤。

（3）感染。

（4）心律失常。

（5）阻塞性肺不张。

（6）气道痉挛。

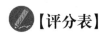【评分表】

表 42-1 为经口鼻腔吸痰考核评分标准。

表 42-1 经口鼻腔吸痰考核评分标准

项目		分值	具 体 内 容	标准分	扣分
素质要求		5	服装整洁，仪表端庄	5	
操作前	评估患者	5	了解意识状态	2	
			了解呼吸道分泌物的量、黏稠度、部位	3	
	准备	15	洗手、戴口罩	2	
			备齐用物、放置合理	3	
			携物品至患者床旁	2	
			检查设备性能是否完好；检查导管连接是否正确	5	
			调节合适负压	3	
操作过程	患者	15	核对、对清醒患者进行解释，取得配合	3	
			帮助患者取合适体位	2	
			检查患者口腔，取下活动义齿	5	
			观察生命体征，给予高流量吸氧	5	
	插管	15	连接吸痰管，滑润冲洗吸痰管	5	
			插管动作轻柔、敏捷	7	
			昏迷患者口腔吸痰用压舌板或口咽气道	3	

（续表）

项 目		分值	具 体 内 容	标准分	扣分
	吸痰	30	吸痰动作：轻、左右旋转、上提	8	
			时间未超过 15 秒	5	
			1 根吸痰管使用 1 次	2	
			再次吸痰：间隔时间符合要求	5	
			患者痰黏稠，配合翻身拍背	5	
			观察痰液性状、颜色、量	5	
操作后		15	清洁口鼻、帮助恢复舒适体位，将氧流量调至原来水平	5	
			鼓励清醒患者咳嗽、咳痰、适当饮水	5	
			整理床单位，合理安置患者	2	
			正确整理、清理用物，洗手	3	
总分		100	总体评价：优秀　合格　差（请打√）		

四十三、经气管插管或气管切开吸痰

【场景】 神经内科患者 26 床,男性,68 岁,现气切处接呼吸机辅助呼吸,床边心电监护中,患者现神志清楚,痰液较多,目前呼吸机出现高压报警,血氧饱和度:90%。

问题一: 作为责任护士应给予什么护理措施?

(1) 安抚患者情绪

(2) 立即检查呼吸机报警原因

(3) 经气管切开处吸痰

问题二: 患者需要进行经气管插管或气管切开吸痰,如何进行操作前准备?

(1) 操作前准备:服装鞋帽整洁,洗手戴口罩。

(2) 用物准备:吸引器 1 台、吸痰治疗盘,包括一次性吸痰管、镊子、弯盘、纱布、必要时准备压舌板、拉舌钳、开口器、简易呼吸囊、气管切开包以及多头电插板、消毒洗手液等。

问题三: 操作要点有哪些?

1. 核对医嘱,评估患者,有效沟通

两人核对医嘱;评估:患者意识状态;生命体征(监护仪);呼吸机重要参数;口唇甲床有无发绀表现;口鼻腔分泌物情况;呼吸道分泌物的量及黏稠度;气切套管、气切敷料、气切绳;对清醒患者做好解释取得配合。

2. 洗手戴口罩,备齐用物

用物:①吸痰管;②安尔碘;③清水;④餐巾纸;⑤污物桶。

检查负压吸引装置及设备性能(强检合格,连接紧密,刻度清晰,目前氧气流量;管道无老化破损)。调节负压至 150～200 mmHg(0.04～0.06 MPa)。

3. 吸痰

(1) 放低床头,头偏右侧。

(2) 给予纯氧 2 min,呼吸机氧浓度调至 100%。

（3）撕开吸痰管外包装前端，右手戴无菌手套，将吸痰管抽出并盘绕在手中，根部与负压管相连。

（4）用安尔碘消毒吸引开口，非无菌手打开吸引开口，调节负压 $150 \sim 200$ mmHg（$0.04 \sim 0.06$ MPa），折叠导管末端，迅速并轻轻地沿气管导管送入吸痰管，遇阻力略上提后开放负压吸引时边吸边提边旋转

（5）每次吸痰时间不超过 15 s，以免缺氧。

口述：①如痰液较多，需要再次吸引，应间隔 $3 \sim 5$ min；②更换吸痰管；③连续吸痰不超过 3 次。

（6）吸痰结束后给予纯氧（呼吸机氧浓度调至 100%，给予纯氧 2 min），待血氧饱和度正常后将吸氧浓度调至原来水平。

（7）密切观察生命体征、血氧饱和度、面色、痰液情况。

口述：①吸痰前：生命体征平稳可以进行此项操作；②吸痰时：观察生命体征的变化，根据实际情况表达；③吸痰后：生命体征平稳恢复氧流量。

（8）使用清水洗净吸痰管、负压吸引管管壁，如需再次吸痰，应更换吸痰管。

（9）清醒患者如身体情况允许，根据病情进行有效指导（因喉部疾病而行单纯气管切开的患者，指导其咳嗽、咳痰方法，教会其自主湿化气道的方法），整理床单位，协助患者取安全、舒适的体位。

（10）用物处理，洗手脱口罩，记录。

【注意事项】

（1）操作动作应轻柔、准确、快速，每次吸痰时间不超过 15 s，连续吸痰不超过 3 次。吸痰间隔予以纯氧吸入。

（2）注意吸痰管插入是否顺利，遇到阻力时应分析原因，不可粗暴盲插。

（3）吸痰管最大外径不能超过气管导管内径的 1/2，负压不可过大，插入吸痰管时不可给予负压，以免损伤患者气道。

（4）注意保持呼吸机接头不被污染，戴无菌手套持吸痰管的手不被污染。

（5）冲洗水瓶应分别注明吸引气管插管、口鼻腔之用，不能混用。

（6）吸痰过程中应当密切观察患者的病情变化，如心率、血压、呼吸、血氧饱和度的明显改变时，应当立即停止吸痰，立即接呼吸机通气并给予纯氧吸入。

【临床经验】

1. 吸痰目的

利用负压原理，将患者呼吸道内黏稠痰液或误吸的异物吸出，达到清理呼吸道，保持呼吸道通畅，改善通气的功能。

2. 吸痰适应证

(1) 患者无力咳嗽咳痰,或不能充分排痰。

(2) 气管插管或气管切开术后患者,需通过吸痰协助清理呼吸道。

(3) 溺水者,大量咯血者。

3. 吸痰禁忌证

(1) 声门、气管痉挛者。

(2) 缺氧而未给氧者,除非确定缺氧是由于气道痰堵所致。

(3) 心血管急症者。

4. 吸痰并发症

(1) 低氧血症。

(2) 呼吸道黏膜损伤。

(3) 感染。

(4) 心律失常。

(5) 阻塞性肺不张。

(6) 气道痉挛。

【评分表】

表 43-1 为经气管插管或气管切开吸痰考核评分标准。

表 43-1　经气管插管或气管切开吸痰考核评分标准

项目		分值	具　体　内　容	标准分	扣分
素质要求		5	服装整洁,仪表端庄	5	
操作前	评估患者	5	了解意识状态	2	
			了解呼吸道分泌物的量、黏稠度、部位	3	
	准备	15	洗手、戴口罩	2	
			备齐用物、放置合理	3	
			携物品至患者床旁	2	
			检查设备性能是否完好;检查导管连接是否正确	5	
			调节合适负压	3	
操作过程	患者	8	核对、对清醒患者进行解释,取得配合	3	
			调呼吸机氧浓度 100%,给患者吸氧 2 min	5	
	插管	25	打开冲洗水	2	
			选择合适的吸痰管	5	

（续表）

项目		分值	具 体 内 容	标准分	扣分
			撕开吸痰管外包装前端,一只手戴无菌手套将吸痰管抽出并盘绕手中,根部与负压管连	8	
			非无菌手断开呼吸机与气管导管	3	
			呼吸机接头放在无菌纸巾上	2	
			戴无菌手套的手插管,动作准、轻、捷	5	
	吸痰	34	插管不带负压,遇到阻力略上提后加负压	5	
			吸痰动作:轻、左右旋转并渐渐上提	8	
			时间未超过 15 s	5	
			一根吸痰管使用一次	3	
			连续吸痰不超过 3 次,间隔时予以纯氧吸入	8	
			观察:痰液、血氧饱和度、生命体征情况	5	
			吸痰结束吸氧浓度 100% 氧气 2 min 或至血氧饱和度正常		
操作后		8	协患者取安全、舒适体位,整理床单位	5	
			正确整理、清理用物,洗手	3	
总分		100	总体评价:优秀　合格　差(请打√)		

第六部分

急 救

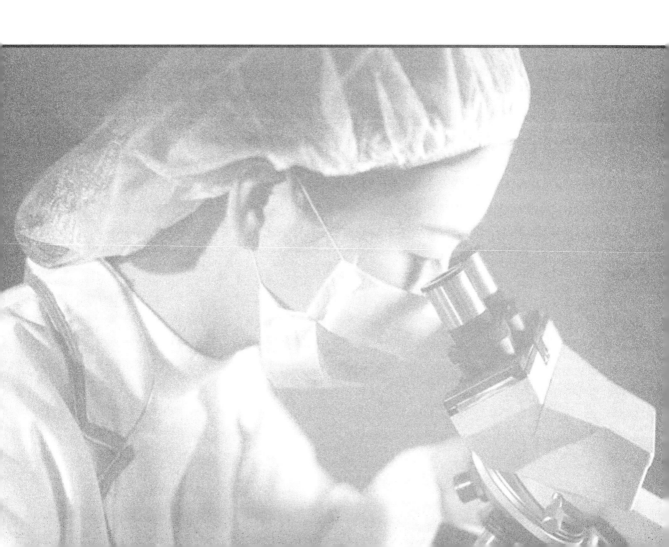

四十四、心肺复苏

街头中年男性突然倒地(心搏骤停),请为他进行心肺复苏(单人,口对口通气,5循环)。

问题一:对此患者如何进行心肺复苏急救?

心肺复苏(CPR)是一个连贯、系统的急救技术多个环节应紧密结合不间断地进行,操作要点如下。

(1)识别:迅速确定患者是否意识丧失。拍击呼唤患者,无反应。

(2)请人打电话"120",取 AED。

(3)体位:将院外患者仰卧安置在平硬的地面上(在院患者去枕平卧,其背后垫一块硬板,抬高下肢,尽量减少搬动患者)。

(4)同时检查脉搏和呼吸(至少5 s 不超过10 s),如果无脉搏和呼吸,以30次胸部按压配合2次人工呼吸(30∶2)为一组,做5组,再判断复苏效果。

(5)如 AED 抵达,请立刻使用。

问题二:如何进行胸外心脏按压?

(1)按压部位:胸骨中下1/3交界处的正中线上或剑突上2.5～5 cm 处(为了便于掌握,可以将手掌根置于两乳头连线中间的胸骨上即可)。

(2)按压方法:抢救者一手的掌根部紧放在按压部位,另一手掌放在此手背上,两手平行重叠以手指交叉互握抬起,使手指脱离胸壁;抢救者双臂应绷直,双肩中点垂直于按压部位利用上半身体重和肩、臂部肌肉力量垂直向下按压,使胸骨下陷5～6 cm;按压应平稳、有规律地进行,不能间断;下压与向上放松时间相等1∶1;按压至最低点处,应有一明显的停顿,不能冲击式的猛压或跳跃式按压;放松时定位的手掌根部不要离开胸骨定位点,但应尽量放松,使胸骨不受任何压力。

(3)按压频率:成人:100～120次/分。

(4)按压有效的主要指标:按压时能扪及大动脉搏动,收缩压>60 mmHg,患者面色、口唇、指甲及皮肤等色泽再度转红;扩大的瞳孔再度缩小;出现自主呼吸;神志逐渐恢复,可有眼球活动,睫毛反射与对光反射出现,甚至手脚抽动,肌张力增加。在胸外按压的同时要进行人工呼吸,更不要为了观察脉搏和心率而频频中断心肺复苏,按压停歇时间一般不要超过10 s,以免干扰复苏成功。(指南建议给予5组标准CPR后再检查患者脉搏)。

问题三: 如何打开呼吸道?[见图44-1(c)]

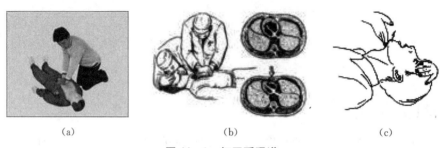

图44-1 打开呼吸道

(a) 胸外按压;(b) 人口呼吸;(c) 仰头抬额法

一手置于前额使头部后仰,另一手的示指与中指置于下颌骨,抬起下颌,有义齿托者应取出,同时吸引清除口、咽部分泌物。

问题四: 如何进行人工呼吸?

一般可采用口对口呼吸、口对鼻呼吸、口对口鼻呼吸(婴幼儿)。在保持呼吸道通畅的位置下进行;用按于前额之手的拇指和食指,捏住患者的鼻翼下端;术者吸一口气后,张开口贴紧患者的嘴,把患者的口部完全包住;向患者口内用力吹气1 s,直至患者胸廓向上抬起为止;一次吹气完毕后,立即与患者口部脱离,轻轻抬起头部,面向患者胸部,吸入新鲜空气,以便做下一次人工呼吸,同时使患者的口张开,捏鼻的手也应放松,以便患者从鼻孔通气,观察患者胸廓向下恢复,并有气流从患者口内排出;吹气频率:10次/分,但应与心脏按压成比例,双人或单人操作心脏按压和吹气比例(30:2)进行[见图44-1(a, b)];吹气量:主张6~7 mL/kg即可,一般正常人的潮气量600 mL左右(绝对不能超过1 200毫升/次,以免引起肺泡破裂)。能见到患者胸廓抬高才算吹气有效,即可停止吹气,放松口鼻,任胸廓自然回缩呼气。

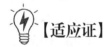**【适应证】**

各种原因所造成的心脏骤停。

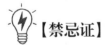**【禁忌证】**

(1) 胸壁开放性损伤(可用开胸心脏按压术)。

（2）多发肋骨骨折（可用开胸心脏按压术）。

（3）胸廓畸形、心脏压塞或心脏机械瓣膜置换术后（可用开胸心脏按压术）。

（4）凡已明确心、肺、脑等重要器官功能衰竭无法逆转者，可不必进行复苏术，如晚期癌症等。

【注意事项】

（1）按压位置要正确，偏低易引起肝破裂，偏高影响效果。偏向两侧易致肋骨骨折、气胸、心包积血等。

（2）按压用力要适宜，以能扣及股动脉搏动或瞳孔不散大为满意。

（3）在本操作的同时，应行人工呼吸。

（4）宜将患者置于空气新鲜、流通处的地面用褥单、毛毯等垫起，以便施术。如在软床上抢救时，应加垫木板。

（5）现场抢救时，如必须搬动患者，需用手抬，并及时进行人工呼吸，以免延误时机。

（6）口内如有异物，必须清除。必要时用纱布包住舌头牵出之，以免舌后缩阻塞呼吸道。头宜侧向一边，以利口鼻分泌物流出。

（7）人工呼吸速度以 10 次/分为度。待患者恢复自主呼吸后可停止人工呼吸，但应继续观察，如呼吸又停应继续人工呼吸。非经确诊患者已死亡人工呼吸不得停止。以上人工呼吸术仅适用于短时间急救之用，如有条件应尽早行气管插管或气管切开，连接呼吸机行机械通气抢救、治疗。

【相关口试题目】

1. 开始对心搏骤停成人进行 CPR 后，在抢救至何时可以再次判断复苏效果？

答：给予持续 5 组心肺复苏操作。

2. 复苏过程中检查脉搏的时限为几秒钟？

答：检查脉搏至少 5 s 且不超过 10 s，如果在 10 s 内未触及脉搏，立即开始胸外按压。

3. 胸内心脏按摩的指证是什么？

答：胸廓严重畸形、张力性气胸、多发性肋骨骨折，心包填塞、瓣膜置换术后，及其他胸外心脏挤压属于禁忌或完全无效的情况。

4. 简述高质量初期心肺复苏的含义是什么？

答：（1）按压速率至少为 100～120 次/分。

（2）成人按压幅度至少为 5～6 cm。

（3）保证每次按压后胸部充分回弹，不要倚靠在胸壁上。

（4）尽可能减少胸外按压的中断，停歇时间不超过 10 s。

（5）避免过度通气。

（6）每2分钟换人胸外按压。

5. 双人成人心肺复苏时,胸外按压和呼吸次数的比例是多少?

答: 30∶2。

✏ 【计分表】

表44-1为单人徒手心肺复苏考核评分标准

表44-1 单人徒手心肺复苏考核评分标准

项目	分值	具 体 内 容	标准分	扣分
判断心脏骤停及启动EMS	20	判断患者反应:轻拍、轻摇或大声呼唤(需辅以口述,无口述不得分)	5	
		启动EMS:应拨打急救电话,告之同伴寻求电除颤仪(或AED)(口述,无口述不给分)	5	
		检查呼吸和脉搏(未在10 s内完成扣2分)	5	
		将患者仰卧位放置在坚固的平面上,解开衣物,双上肢放置于身体两侧	5	
CPR操作步骤(胸外按压)	50	按压位置:两乳头连线与胸骨的交点	10	
		按压姿势:① 肘关节伸直,上肢呈一直线,每次按压的方向与胸骨垂直(5分)② 手掌根部长轴与胸骨长轴确保一致(5分)③ 每次按压后,回复时双手不要离开胸壁(5分)④ 按压和放松时间相等(5分)	20	
		按压频率至少100~120次/分	10	
		深度至少5~6 cm	10	
CPR操作步骤(开放气道)	10	仰头抬颏法(5分),清除口腔异物、取出义齿(5分)(需口述,无口述不得分)	10	
CPR操作步骤(人工呼吸)	20	口对口人工呼吸:捏鼻孔,口对口密封	5	
		正常吸气,缓慢吹气,时间为1 s	5	
		按压—通气比为30∶2	10	
总分	**100**	**总体评价:优秀 合格 差 (请打√)**	**得分**	

四十五、电 除 颤

【场景】

急诊室内,一男性患者,50岁,因"突发心前区压榨性疼痛2h"来院就诊,医生正在询问病史时,该患者突发双手紧握,两眼上翻,呼之不应,脉搏消失,意识丧失。

问题一: 作为诊治医生,此时你将如何处理?

答: 立刻采取心肺复苏。

(1) "CAB"程序,即胸外按压、开放气道和人工通气。

(2) 按压深度为5~6 cm。

(3) 胸外按压频率为100~120次/分。

(4) 按压与人工呼吸比为30:2。

问题二: 此时,行心电图检查,见下图,你如何诊断和处理?

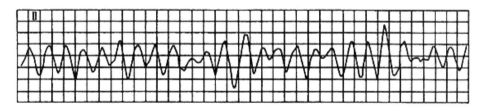

(1) 心电图诊断:室颤。

(2) 应立即予电除颤操作。

问题三: 电除颤如何操作?(重点)

(1) 将患者摆放为复苏体位,暴露患者前胸。

(2) 选择除颤能量,单相波除颤用360 J,双相波用200 J。并确认除颤方式为非同步方式。

(3) 迅速擦干患者胸部皮肤,连接心电监护导联线(避开除颤部位),手持电极板时不能面向自己,将手控除颤电极板涂以专用导电糊,并均匀分布于两块电极板上。

(4) 电极板位置安放正确;(将两电极板分别放置患者心底和心尖部。心底:患者右侧锁骨中线第 2～4 肋间。心尖:患者左乳头外侧第 4～5 肋间与腋中线的交点。两个电极板之间距离不要小于 10 cm。)电极板与皮肤紧密接触。

(5) 选择焦耳数,并按下充电(Charge)开关。

如同步方式,需按下(Sync)开关。同步方式:适用于室上速、室速等。

非同步方式:适用于室颤患者 360 J,双向波 200 J。(该患者应选择非同步除颤。)适用于室颤、无脉性室速。

(6) 充电、口述"请旁人离开"。环顾患者四周,确定周围人员无直接或间接与患者接触(操作者身体后退一小步,不能与患者接触)。

(7) 双手拇指同时按压放电按钮电击除颤。

(8) 放电后即进行 5 个周期心肺复苏术(CPR),然后再判断除颤效果。

(9) 如室颤未能复律,继续上述过程。

问题四:可能发生的并发症有哪些?

(1) 局部皮肤灼伤(严重灼伤多与电极板与皮肤接触不良有关。除颤后应注意观察患者局部皮肤有无灼伤的出现。轻者一般无须特殊处理,较重者按一般烧伤处理。

(2) 栓塞:心、肺、脑、下肢栓塞。

(3) 心律失常:几秒内可自行恢复。

(4) 心包填塞。

(5) 乳头肌功能断裂。

(6) 心脏破裂。

(7) 低血压(可能与高能量电除颤造成的心肌损害有关)。

(8) 急性肺水肿(多出现在电除颤后 1～3 h 内,亦可发生在电除颤 24 h 后)。

【注意事项】

(1) 如遇小儿除颤时,可除去成人电极板,使用小儿电极板。

(2) 在除颤前,注意让医务人员及家属远离患者的床单位,不要碰到电极导电糊或盐水纱布。

(3) 除颤时,将两电极板贴紧压实患者皮肤,以免给患者造成烧伤。不要接触任何金属表面,以免造成导电。

(4) 如患者为细颤,应用肾上腺素静脉推注变为粗颤,再除颤。贴电极处应清洁干燥,避开除颤及心电图导联位置。

(5) 加强除颤器的电池保养。定时给蓄电池充电。

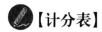【临床经验】

(1) 同步电复律的能量水平：常选用 100~200 J。房颤 100~150 J；房扑 50~100 J；室上性心动过速 100~150 J；室性心动过速 100~200 J。总之应选用最适宜的能量水平，能量越大，成功率越高，术后并发心律失常也愈高，心肌损伤也愈严重。

(2) 非同步电复律的能量水平：单向波 360 J，双向波 200 J。

(3) 电极板涂导电糊或垫盐水纱布，注意不要涂到除颤手柄和手上，注意手的任何部位不得接触电极板，防止电击。使电极板与胸壁紧密接触，又可减少阻力，易于导电。同时防止皮肤电灼伤。

(4) 电示波为细颤时不能直接除颤，应用静脉推注肾上腺素使细颤变粗颤后再电除颤。

【计分表】

表 45-1 为电除颤考核评分标准。

表 45-1　电除颤考核评分标准

项目	分值	具 体 内 容	标准分	扣分
操作前准备	6	准备和检查物品是否齐全完好	2	
		核对患者的姓名、性别、床号	2	
		患者清醒时，解释电除颤的目的，安抚、取得患者同意(无口述不给分)	2	
操作过程	80	患者体位：模拟人半卧位或平卧位，暴露前胸(需辅以口述，无口述不给分)	8	
		连接除颤机：连接心电监护导联线(避开除颤部位)，对应相关导联位置；打开除颤仪监护开关	8	
		操作除颤机：心电监护出现"室颤"，(口述)(4分)；迅速清洁胸前区，必要时剃除胸毛(需口述)(4分)；在电极板上均匀涂抹导电糊(或纱布垫包裹电极板，沾生理盐水)(8分)；安放电极板，放置右电极(右锁骨下胸骨右缘)和左电极(与左乳头齐平的左胸下外侧部)(16分)；将除颤仪按钮旋于"非同步"除颤位置(4分)；充电，单向波能量选择360J；双向波200J(8分)；电击除颤，按"电击"键前必须确定已无人接触患者或大声宣布"离开"，迅速并准确放电(8分)；放电后立即进行5个循环的心肺复苏术(CPR)，后再次检查脉搏或评估心律(8分)；窦性心律恢复，关闭除颤器电源，继续心电监护并记录(4分)	64	

（续表）

项目	分值	具　体　内　容	标准分	扣分
总体评价	14	操作稳重、熟练，顺序有条理、不慌乱	2	
		爱伤观念、文明用语、仪表、态度： 操作用力得当不粗暴，操作中时刻注意患者的生命体征(4分) 操作时态度认真严谨，沟通时有礼貌(4分)	8	
		操作、答题总时间控制在 8 min 内，收拾妥当操作器具，勿遗留在诊疗床上，将医疗废弃物放入指定地点(4分)(操作环境未清理干净或丢弃不当，均不给分)	4	
总分	100	总体评价：**优秀　合格　差　(请打√)**	得分	

四十六、气管插管术

【场景】

一女性患者,20 岁,因昏迷由家人送来急诊,疑急性煤气中毒,心肺复苏成功,循环基本稳定,自主呼吸微弱,需完成气管插管。

【操作前准备】

1. 医生准备

插管前应常规施行有关检查,并对下列问题做出决定:①选用何种插管途径(经口或经鼻)和麻醉方法(全麻或清醒);②是否存在插管困难问题,需采取何种插管方法解决。

2. 患者准备

择期手术患者术前禁食 8 h,禁饮 4 h。应摘除义齿。

3. 物品准备

麻醉喉镜、气管导管、气管导管衔接管、牙垫、导管芯、吸痰管、气管插管钳、注射器、喷雾器、润滑剂以及供给正压通气的呼吸器及氧气等。

气管插管盘需含以下物品:

(1)喉镜:有大、中、小 3 种现格,镜片有直、弯两种类型,一般多用弯型镜片,它在暴露声门时不必挑起会厌,可减少对迷走神经的刺激。

(2)气管导管:有橡胶管和塑料管两种,其长度、粗细要根据具体情况选择,经口插管时成年男性一般用 F8 号,女性用 F7 号,鼻腔插管应相应小 1 号,14 岁以下儿童可按下式选择导管:导管号数＝年龄/4＋4。

(3)导管管心:可用细金属条(铜、铝、铁丝皆可),长度适当,以插入导管后其远端距离导管开口 0.5～1 cm 为宜。

(4)其他:另备牙垫、口咽通气道、喷雾器(内装 1‰丁卡因或其他局麻药)、10 mL 注射器及注气针头、胶布、消毒润滑剂。听诊器、吸痰管,鼻腔插管时还应备插管钳。除气管插管盘外,还需备好简易呼吸器或呼吸器、吸引器等。

【适应证】

(1) 各种全麻或静脉复合麻醉手术者。

(2) 破伤风等需用肌松药的特殊患者。

(3) 呼吸功能不全或呼吸困难综合征。

(4) 需行人工加压给氧和辅助呼吸者。

(5) 呼吸、心搏骤停行心肺脑复苏者。

(6) 呼吸道分泌物不能自行咳出,需行气管内吸引者。

(7) 呼吸道难以保持通畅者。

(8) 新生儿窒息的复苏。

【禁忌证】

下列情况应禁用或慎用:

(1) 喉头水肿,急性喉炎,喉头黏膜下血肿,插管创伤引起的严重出血等,此类患者在面罩给氧下行气管切开较安全。

(2) 咽喉部烧灼伤、肿瘤或异物存留者。

(3) 主动脉瘤压迫气管者,插管可导致主动脉瘤破裂。

(4) 下呼吸道分泌物所致呼吸困难,难以清除者。

(5) 应做气管切开者。

(6) 颈椎骨折、脱位者。

【操作要点】

气管插管方法,根据插管途径可分为经口腔插管和经鼻腔插管,根据插管时是否用喉镜暴露声门,分为明视插管和盲探插管。

(1) 经口明视插管术:是临床应用最广泛的一种气管内插管方法。

步骤:患者仰卧,头向后仰,使口、咽、气管基本重叠于一条轴线,此为插管操作的标准位。如喉头暴露仍不好,可在患者肩背部或颈部垫一小枕,使头尽量后仰位。操作者站于患者头侧,用右手拇指推患者下门齿,食指抵住上门齿,使嘴张开,操作者左手拿咽喉镜,使喉镜镜片从口角右侧顺舌面插入,边进边使右偏的镜片移至正中位,并进一步轻轻将喉镜向左靠,使舌偏左,扩大镜片下视野,此时可见到腭垂(此为暴露声门的第 1 个标志),然后顺舌背将喉镜片稍深入至舌根,稍稍上提喉镜,即可看到会厌的边缘(此为暴露声门的第 2 个标志),看到会厌边缘后如用直型喉镜片,应继续稍深入,使喉镜片前端到达会厌的腹面,然后上提喉镜即可暴露声门;如用弯形喉镜片,可继续稍探入,使喉镜片前端置于会厌与舌根交界处,然后上提喉镜即可看到声门,如喉头张开不全无法暴露声门时,可由助手把环状软骨部或气管从皮外向下强压,即可看清声门。透过声门可以看到气管,在声门下方是食管的开口。暴露声门后,右手持气管导管(其头端事先已涂好润滑剂),将其前端对准声门,轻柔地将导管插入,导管插过声门1 cm左右,迅速拔除导管芯,将导管继续送入气管,成人4 cm、小儿2 cm左右。于气管导管旁放置牙垫,然后退出喉镜;操作者挤压呼吸囊,观察胸部有无起伏运动,并用听诊器听两肺呼吸音,注意是否对称,如呼吸音两侧不对称,可能为导管插入过深进入一侧支气管所致,此时可将导管稍稍后退,直至两侧呼吸音对称,证实导管已准确插入气管后,用长胶布妥善固定导管和牙垫,用注射器向气管导管前端的套囊注入适量空气(一般注入5 mL左右),以不漏气为准。套囊充气可使气管导管壁间密闭,以免机械呼吸器在向肺内送气时漏气,也可防止呕吐物、分泌物等倒流至气管内。

(2)经鼻明视插管术:需较长时间保留导管或口腔内插管妨碍手术进行时,采用此法。

步骤:术前仔细检查患者鼻腔有无鼻中隔歪曲、息肉及纤维瘤等异常现象,选择好合适的鼻孔,必要时滴入少量呋麻液,挑选好合适的导管,头端涂抹润滑剂,也可向插管侧鼻孔滴入少量液状石蜡。将导管与面部呈垂直方向插入鼻孔,沿下鼻道经鼻底部,出鼻后孔,至咽喉腔,插入导管深度相当于鼻翼至耳垂长度时,使用咽喉镜暴露声门,右手继续将导管深入,使其进入声门;如有困难,可用插管钳夹持导管前端并挑起,然后由助手将导管送入声门,其他步骤基本同经口插管。

(3)经鼻盲探插管术:适用于张口困难或喉镜无法全部置入口腔的患者。

步骤:右手持导管经鼻腔插入,出鼻后孔后,需依靠导管内呼吸气流声音的强弱有无来判断导管口与声门之间的位置关系,导管口越正对声门,气流越大。要点为:用左手调整头位,右手调整导管口的位置,同时将耳凑近导管口,倾听气流声响,用左手托住患者枕部并将头稍稍抬起前屈,当患者呼气时,左手推动患者的枕部,在导管内便可听到最清晰的管状呼吸音,此时右手将导管推入。进入气管后导管推进时的阻力减弱,管内有气体呼出。如果导管阻力减退后呼吸气流声中断,为导管误入食管,可能为头部前屈过度所致,应将头稍向后仰,退出导管少许,使导管尖上翘以对准声门,继续插入;如导管推进遇有阻力,为导管端抵触到会厌与舌根之间或真假声带之间,可能因为头后仰过度、导管弯度太大或导管方向偏斜所致,应根据几种可能原因进行调整。如果一侧鼻孔屡试无效,可换一鼻孔,也可让患者张口,用插管钳将导管提起,使导管弯度加大,缓慢插入。

⚡【注意事项】

(1)对呼吸困难或呼吸停止者,插管前应先行人工呼吸、吸氧等,以免因此增加患者缺氧时间。

(2)插管前检查工具是否齐全适用,喉镜灯泡是否明亮,套囊有无漏气等。

(3)导管的选择应根据患者年龄、性别、身材大小、插管途径来决定。

（4）插管时，喉头应暴露好，视野清楚，操作要轻柔明确，以防组织损伤。

（5）整个过程动作要迅速，勿使患者缺氧。

（6）导管插入气管深度为鼻尖牙耳垂外加 4～5 cm（小儿 2～3 cm，太浅易脱出，导管固定要牢。

（7）导管插入气管后应检查两肺呼吸音是否对称，防止误入一侧支气管导致对侧肺不张。

（8）插管后随时检查导管是否通畅、有无扭曲，吸痰时尽量注意无菌操作，并且每次吸痰时间不应大于 15 s 必要时先予吸氧片刻后再吸引，以免缺氧。

（9）注意吸入气体的湿化，防止气管内分泌物稠厚结痂。

（10）插管留置时间不宜过长，超过 72 h 病情仍不见改善者，应考虑行气管切开术。

（11）套囊的充气与放气：应用带套囊的气管导管时，成人套囊内的气量以控制在呼吸时不漏气的最小气量为宜，一般为 3～5 mL。若充气过度或时间过长，则气管壁黏膜可因受压而发生局部缺血性损伤，如黏膜溃疡、坏死等。因此，气囊注气应适量，需较长时间应用时，一般每 4～6 h 做短时间的气囊放气 1 次。

（12）拔管后护理：应注意观察患者的呼吸，保持呼吸道通畅，重症患者拔管后 1 h 复查动脉血气变化。

【相关口试题目】

1. 气管插管操作的并发症有哪些？

答：有心律失常，心动过缓；牙齿损伤或脱落，下颌关节脱位；喉或支气管痉挛；口腔黏膜损伤出血，下呼吸道损伤，导管位置不良的并发症。

2. 气管插管的目的的什么？

答：保持气道通畅；能建立有效的通气道；便于吸入麻醉；危重患者（呼衰、心肺复苏）抢救。

3. 14 岁以下儿童气管插管如何选择导管号？

答：选择导管方式为：导管号数＝年龄/4＋4。

4. 根据插管途径气管插管方法可分为哪两类？

答：经口腔插管和经鼻腔插管。

5. 成人经口插管时气管导管一般用的粗细有何规定？

答：经口插管时成年男性一般用 F8 号，女性用 F7 号。

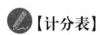

【计分表】

表 46-1 为气管插管考核评分标准。

表 46-1　气管插管考核评分标准

项目	分值	具 体 内 容	标准分	扣分
操作前准备	25	物品准备 准备顺序：选择气管导管,管芯塑型,润滑导管,选择喉镜,检查灯光,准备牙垫,胶布,挂听诊器,准备球囊面罩	25	
体位通气	10	体位：戴手套,摆放患者体位,仰头抬颏开放气道,保持体位。未进行气道检查扣 2 分(需辅以口述,无口述不给分)	5	
		球囊—面罩通气;口述通气 2 分钟	5	
气管插管	65	插入喉镜,暴露声门:有撬动门齿的声音扣 5 分;喉镜过深扣 5 分,动作粗鲁扣 5 分	15	
		插入气管导管:插管时有重复操作动作扣 10 分;误入食管扣 20 分	30	
		放置牙垫,撤出喉镜,头颅复位;先退喉镜扣 5 分	10	
		套囊充气,使用球囊通气,判断位置,固定	10	
总分	100	总体评价:优秀　合格　差　(请打√)	得分	

四十七、中心静脉置管术（含测压）

【场景】

一女性患者,78岁,原有重度二尖瓣狭窄病史,因胸闷、气促、不能平卧、咳粉红色泡沫痰一天入院急诊,需行中心静脉置管测压以协助诊治。

【操作前准备】

1. 操作人员准备

了解病情,戴好帽子、口罩,无菌观念,查对物品,向患者讲明置管的目的、作用及注意事项,以取得患者的合作,减轻患者的紧张情绪。

2. 患者准备

依据不同穿刺途径取不同体位。

3. 操作物品准备

清洁盘(皮肤消毒用品)、穿刺手术包(消毒巾、深静脉穿刺针、导丝。留置导管)、2%利多卡因、生理盐水、肝素、肝素帽、注射器5 mL(2副)、硅胶输液连接管、纱布、3 M透明敷料、中心静脉压测定装置。

【操作要点】

1. 中心静脉穿刺置管途径

包括经颈内静脉、锁骨下静脉、股静脉及颈外静脉穿刺置管。

1) 经颈内静脉穿刺置管(见图47－1)

置管长度为12~14 cm。具有置管时间长、置管后患者的活动不受影响,相对不易造成血胸、气胸等优点,临床上应用最多,但操作不当易造成颈部血肿。

2) 经锁骨下静脉穿刺置管(见图47－2)

置管长度为12~15 cm。相对操作风险大,易误伤动脉,造成血、气胸。包括经锁骨上和

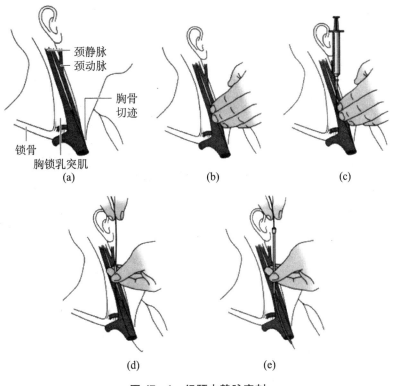

图 47-1 经颈内静脉穿刺

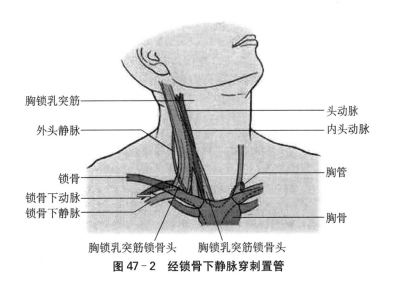

图 47-2 经锁骨下静脉穿刺置管

经锁骨下途径。

3）经股静脉穿刺置管

置管长度为 20～25 cm。相对感染率高,易形成深静脉血栓,适用于短期置管患者,合理置管高于膈肌才能测量中心静脉压。

4）经颈外静脉穿刺置管

成功率高,并发症少,可合理置管入上腔静脉,在临床上有推广价值。

2. 操作方法

经颈内静脉穿刺置管术为例:

(1)体位:患各去枕平卧,头低足高 20°,使静脉充盈防止空气栓塞,颈背下垫一小枕,头转向对侧 45°～60°,穿刺侧上肢外展 90°。有严重呼吸困难下能平卧的患者,可行半卧位或坐位穿刺置管。

(2)选择穿刺部位:一般多选用颈部右侧,因颈内静脉与无名静脉汇合延续为上腔静脉,几乎成一直线,且较左侧血管为粗,穿刺容易成功,右侧胸膜顶较左侧低,不易并发气胸,右侧也无乳糜管,因此右侧穿刺较为安全。找出胸锁乳突肌锁骨头、胸骨头和锁骨形成的三角区标志,以其顶部为穿刺点。三角区标志不清晰时,可使患者右肩后抬高,一般可帮助准确选择穿刺点。

(3)常规消毒铺巾、局部浸润麻醉。

(4)穿刺置管:经穿刺点沿胸锁乳突肌锁骨头内侧缘进针,进针角度为 45°～60°,方向对向同侧乳头。见静脉回血后,将导丝沿穿刺针内送入血管内,退出穿刺针。用扩张器沿导丝扩张皮肤及静脉口后,固定导丝并缓慢拔出扩张器。沿导丝置入留置导管,然后退出钢丝,回抽管内空气,接肝素帽或输液。

(5)固定导管:皮肤缝合固定留置导管,应用敷料覆盖包扎,或应用 3 M 透明敷料妥善固定留置导管,移除消毒巾,恢复患者体位。

 【适应证】

(1)低血容量危重患者需快速输血、输液。

(2)中心静脉压测定,血流动力学监测。

(3)全胃肠外营养。

(4)各种原因导致周围静脉穿刺困难,但又需要长期静脉输液。

 【禁忌证】

(1)凝血机制障碍、穿刺部位有感染。

(2)局部畸形、严重胸部外伤、上腔静脉栓塞慎做穿刺。

【注意事项】

(1)准确选择穿刺部位:颈内静脉一般口径较大,尤其是右颈内静脉,向下直达上腔静脉。其在体表的投影是自耳垂向下至锁骨胸骨端的连线。

(2)准确把握进针的角度及方向:经颈内静脉穿刺时,由于颈内静脉在穿刺点的正下方,所以,进针角度一般取 45°～60°,若进针角度偏小,穿刺针进入皮下组织较深方能到达颈内静脉,从而使针头容易偏离正确方向。一般穿刺针刺入皮肤大约 4 cm 以内即见回血,如达一定深度未见回血,应边回吸边退针,至皮下调整进针方向后再进行穿刺。如抽出鲜红色血液,表示已经进入动脉,要及时中止,并进行局部压迫至少 5 min。

(3)穿刺过程中针头的有效固定:当穿刺针进入血管后,可以抽到回血,但送导丝时仍有可能遇到阻力,这种情况大多数是由于针头固定不好而滑出血管外。所以有效的针头固定非常重要。可用左手的拇指、食指握住针栓,小鱼际和小指侧固定在穿刺局部皮肤上,注意左手不能悬空,以免针头滑出血管外。

(4)置管时妥善固定导丝:当沿导丝置入导管时,必须使导丝的尾端露出导管,将导管送入血管内时要抓住导丝的尾端否则可能发生把导丝全部送入血管内的危险。

(5)穿刺成功后有效固定导管:导管置入所需的长度后,注意回抽有无回血,根据患者的情况用胶布或缝扎固定,同时严格无菌操作,严防血行感染等并发症的发生。

(6)注意观察患者的反应:颈部血管穿刺容易发生气胸、血胸、气栓等,因此在整个操作过程中,注意观察患者的意识状态及生命体征的变化,随时询问患者有无不适主诉。在操作时动作要轻柔,特别是刺中动脉行压迫止血时,用力要适当。

(7)防止发生局部穿刺处感染:置管期间穿刺伤口应每日换药,用 2% 的碘酊和 75% 的酒精消毒导管入口及周围皮肤,再用无菌贴膜固定。同时观察伤口周围是否有红肿、触痛、液体外渗及导管脱出,以便及时处理。若出现伤口红肿,应及时报告医生,必要时拔管及做管头培养,以免发生导管相关性感染。

已导管留置时间一般不超过 6～8 周,拔管后至少局部加压 3～5 min。

【并发症】

(1)感染:感染是中心静脉置管的主要问题。一般感染主要来源于操作时不严格执行无菌操作,以及静脉留置导管的输液接口被细菌污染、穿刺点感染等。因此,必须严格对输液接口(肝素帽)进行严格消毒,才能连接输液器。当患者出现体温升高时,在排除其他因素后,应考虑导管相关性感染,必要时可拔除导管。

(2)气胸血胸、皮下气肿:由于穿刺针误入胸腔所致。如穿刺置管后患者发生胸痛呼吸困难等,应行胸部 X 线检查,确诊后应行胸膜腔穿刺或胸腔闭式引流。

(3)心律失常、心绞痛:心律失常和心绞痛主要是因为导丝或导管过深刺激心脏引起。应避免导丝和导管置入过深,一般置入深度为 12～13 cm。心律失常者,应在 ECG 监测下进行穿刺置管术。

(4)管腔堵塞:导管管腔堵塞是长期应用静脉治疗的又一个重要问题,一般是由于血块、纤维素血栓形成或药物沉积等堵塞导管,需要更换导管或重新穿刺置管。

(5)导管脱出、裂断:由于颈部活动度大,出汗易导致贴膜失去黏性,穿衣和睡眠中不慎将导管拉出等均是导管脱出的原因。导管固定夹缝合在皮肤上,可避免导管脱出。长期化疗或营养支持的患者可采用锁骨下静脉置管,减少导管脱出。

【中心静脉压测定方法】

图 47-3 为中心静压测定方法。

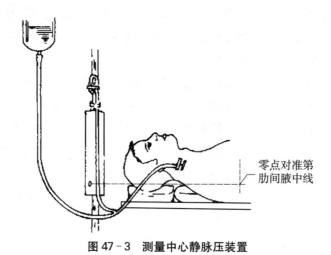

零点对准第肋间腋中线

图 47-3　测量中心静脉压装置

向中心静脉测压管内注入生理盐水,并使液压高于预计中心静脉压之上。调整测压管使零点与右心房在同一水平线上。肝素生理盐水冲洗中心静脉留置导管后,与三通开关相接。三通开关另二端分别连接输液导管和中心静脉测压管。转动三通开关,使输液导管与静脉留置导管相通。测压时,静脉留置导管与测压管相通,当测压管内液面下降至一定水平不再下降时,液面所在刻度即为中心静脉压(CVP)。

成人 CVP 正常值为 $5 \sim 10 \, cmH_2O$。当 $CVP < 5 \, cmH_2O$ 时,表示血容量不足,应尽快补充血容量,当 $CVP > 15 \, cmH_2O$ 时,提示心功能下全、静脉血管床过度收缩或肺循环阻力增高,应控制输液速度;如果 $CVP > 20 \, cmH_2O$ 时,则表明存在充血性心力衰竭,应暂停输液或严格控制输液速度,并给予强心、利尿药物和血管扩张剂。

【相关口试题目】

1. 简述中心静脉穿刺的适应证。

答:(1) 低血容量危重患者需快速输血、输液。

(2) 中心静脉压测定,血流动力学监测。

(3) 全胃肠外营养。

(4) 各种原因导致周围静脉穿刺困难,但又需要长期静脉输液。

2. 简述中心静脉穿刺的禁忌证。

答:凝血机制障碍、穿刺部位有感染、局部解剖畸形、向心端的静脉有阻塞。

3. 中心静脉穿刺的穿刺置管途径有哪些?

答:包括经颈内静脉、锁骨下静脉、股静脉及颈外静脉穿刺置管。

4. 经右颈内静脉穿刺置管的深度多少?

答:一般置入深度为 12~13 cm。

5. 为何选经右颈内静脉穿刺置管而非左侧?

答:(1) 因颈内静脉与无名静脉汇合延续为上腔静脉,几乎成一直线,且较左侧血管为粗,穿刺容易成功。

(2) 右侧胸膜顶较左侧低,不易并发气胸。

(3) 右侧无乳糜管汇入。

6. 简述 CVP 值的临床意义。

成人 CVP 正常值为 5~10 cmH$_2$O。当 CVP<5 cmH$_2$O 时,表示血容量不足,应尽快补充血容量,当 CVP>15 cmH$_2$O 时,提示心功能下全、静脉血管床过度收缩或肺循环阻力增高,应控制输液速度;如果 CVP>20 cmH$_2$O 时,则表明存在充血性心力衰竭,应暂停输液或严格控制输液速度,并给予强心、利尿药物和血管扩张剂。

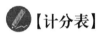**【计分表】**

表 47-1 为右颈内静脉置管测压考核评分标准。

表 47-1 右颈内静脉置管测压考核评分标准

项目	分值	具 体 内 容	标准分	扣分
操作前准备	10	操作前准备,核对患者的姓名、性别、床号、知情同意签字记录;做好解释工作,争取清醒患者配合;场地准备,要求在灭菌消毒房间内进行(需口述,无口述不得分)	5	
		物品准备:准备和检查物品是否齐全完好:中心静脉穿刺包、消毒药水、局麻药、无菌手套、肝素盐水等	5	
颈内静脉置管操作	75	戴好口罩、帽子,消毒洗手液洗手	5	
		患者仰卧侧头,头低脚高位,一般首选右侧颈内静脉(口述);胸锁乳突肌锁骨头、胸骨头和锁骨形成的一角区标志,以其顶部为穿刺点	15	
		消毒、铺巾、局麻:穿刺点皮肤消毒 3 遍,消毒范围半径 15 cm;操作者立于患者穿刺侧,戴无菌手套,打开穿刺包,检查器械(需口述),铺洞巾;穿刺点处皮内、皮下浸润麻醉 穿刺过程中,如违反无菌原则,扣除 15 分	15	

（续表）

项目	分值	具 体 内 容	标准分	扣分
		穿刺：用左手食指、中指摸清颈动脉搏动，右手持试穿针，针干与皮肤呈 45°～60°角，从动脉搏动外侧约 0.5～1.0 cm 刺入回抽有暗红血液流出。一经成功，认准方向、角度和进针深度后拔出试穿针。按试穿针的角度、方向及深度改用 18 G 穿刺针进行穿刺，回抽有暗红血液流出	15	
		置管：固定好穿刺针，依次置入导丝，扩张器，中心静脉导管；留置深度颈内约 12 cm，退出导丝；穿刺成功后应将导管内的气体抽出注入肝素盐水，妥善固定	15	
		操作后器具整理：操作用力得当不粗暴，收拾妥当操作用器具，勿遗留在诊疗床上；将医疗废弃物放入指定地点	10	
中心静脉压监测	15	测压准备：深静脉导管连接换能器或接玻璃测压管的三通装置；将换能器或玻璃管零点置于第 4 肋间腋中线水平(右房顶，胸骨下 5 cm)	5	
		中心静脉压测量：如用换能器每次测定前调零点，如用测压管，先将测压管内水柱调至最高点，再开通三通开关连通静脉；水柱下降至稳定时的水平而为中心静脉压值 测压时应先排尽测压管中的气泡(无口述，扣 2 分)	10	
总分	100	总体评价：优秀　合格　差　(请打√)	得分	

参 考 文 献

［1］万学红,卢雪峰.诊断学［M］.8 版.北京：人民卫生出版社,2013.

［2］葛均波,徐永键.内科学［M］.8 版.北京：人民卫生出版社,2013.

［3］张相安.外科学［M］.8 版.北京：人民卫生出版社,2014.

［4］谢幸,苟文丽.妇产科学［M］.8 版.北京：人民卫生出版社,2013.

［5］王卫平.儿科学［M］.8 版.北京：人民卫生出版社,2013.

［6］姜安丽.新编护理学基础［M］.2 版.北京：人民卫生出版社,2013.

［7］医师资格考试指导用书专家编写组.国家医师资格考试实践技能指导用书(临床执业医师)2017 版 ［M］.北京：人民卫生出版社,2017.

［8］Porter R. S.默克诊疗手册［M］.王卫平,译.北京：人民卫生出版社,2014.

［9］Panchal AR,Bartos JA,Cabañas JG, et al. Part 3：Adult Basic and Advanced Life Support：2020 American Heart Association Guidelines for Cardiopulmonary Resuscitation and Emergency Cardiovascular Care［J］. Circulation, 2020，142(16-suppl-2)：S366 - S468.